Muskelaufbau Vegan

Das Fitnesskochbuch mit **125** veganen Rezepten für den Muskelaufbau inklusive Tipps für vegane Sporternährung und Bodybuilding Ernährung + Nährwertangaben und Ernährungsplan

1 Auflage
Autor: Vital Balance

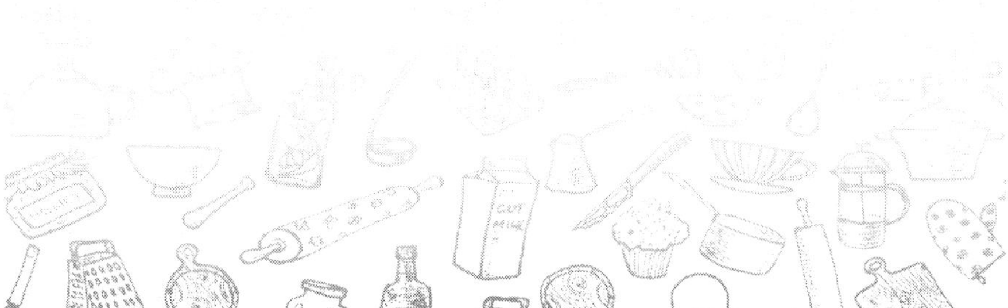

Inhaltsverzeichnis

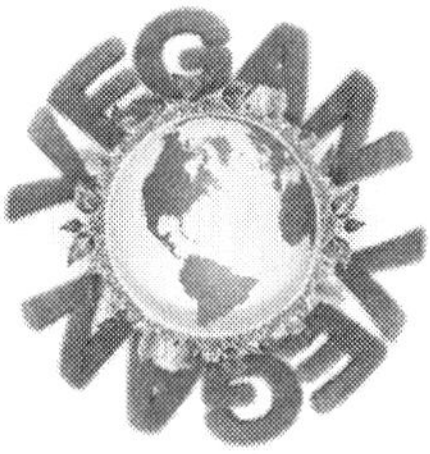

Mit veganer Ernährung Muskeln aufbauen – geht das überhaupt?

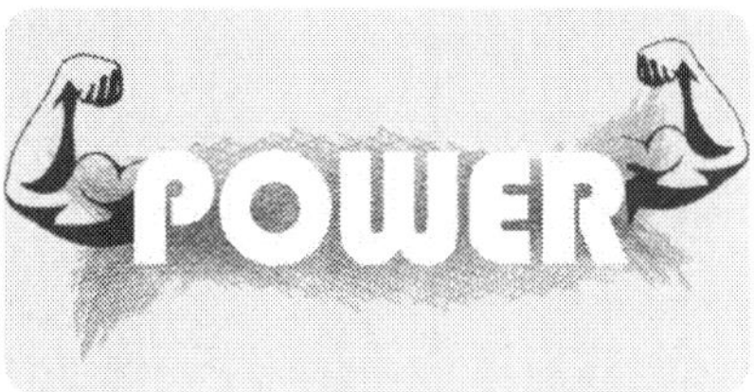

Ein ganz deutliches „Ja", doch zuvor einige Erläuterungen zu veganer Ernährung, Eiweißen, „dicken Muckies" und Mythen.

Sehen wir uns zuerst die Mythen an:

1.) **„Eiweiß schafft Muskeln".** Niemanden ist es bisher gelungen, allein durch den Konsum von Eiweißshakes Muskelpakete aufzubauen. Eiweiß ist natürlich ein Aspekt beim Muskelaufbau, jedoch gehören Trainingseinheiten mit den dementsprechenden Reizen, ausreichende Regeneration sowie die richtige Ernährung dazu. Damit lässt sich ein Aufbau der Muskulatur effektiv fördern.

2.) **„Je größer die Eiweißzufuhr, desto besser".** Diese Aussage setzt beinahe nahtlos an die obige an. Zum Teil werden Mengen von 2,0g-2,2g/pro Kilogramm Körpergewicht für den perfekten Muskelaufbau angegeben. Tatsache ist allerdings, dass man sich in der Wissenschaft ganz und gar nicht einig ist, welche Menge als optimal angesehen werden kann. Im „Journal of the International Society of Sports Nutrition" ist eine Studie veröffentlicht worden, die besagt, dass es keinen bedeutenden Unterschied beim Kraftaufbau macht, ob ein Athlet 1,6g oder 2,0g Protein/pro kg Körpergewicht zu sich nahm. Das Optimum an Eiweiß scheint unterschiedlich zu sein. Erfährt der Körper die nötigen Trainingsreize, wird Eiweiß für den Muskelaufbau verwendet – andernfalls wird überschüssiges als Energieträger verbrannt oder in Form von „Hüftgold" gespeichert.

3.) **„Höchstmenge 30g Protein je Mahlzeit".** Diesem Mythos zufolge soll der Körper pro Mahlzeit höchstens 30g Eiweiß aufnehmen können. In Eiweißshakes und weiteren Zusatzprodukten werden empfohlene Mengen daran angepasst. Doch auch hier streitet sich die Wissenschaft. Offensichtlich gibt es in Sachen Muskelaufbau keine Unterschiede, ob 30g Eiweiß in vielen kleinen Portionen oder wenigen großen Portionen konsumiert wird. Der Stickstoffgehalt des Blutes (ein „Marker" für die Eiweißaufnahme) blieb in beiden Fällen konstant.

4.) **„Tierisches Eiweiß ungesund – aber besser?"** Hier scheint ein Missverständnis vorzuliegen. Einerseits wird tierisches Eiweiß simpel mit Fett verglichen und als ungesund abgestempelt – andererseits wird behauptet, dass es über eine bessere biologische Wertigkeit verfüge als das pflanzliche und daher günstig für den Körper sei. Wie bereits erwähnt, ist jedoch bei der Aufnahme von Eiweiß die Art und Weise wie auch die Quelle nicht der allein ausschlaggebende Punkt.

5.) **„Keine ausreichende Sättigung bei veganer Ernährung“** Ein Irrtum – viele ballaststoffreihe Nahrungsmittel wie Hülsenfrüchte, Getreidearten, Nüsse, Obst und Gemüse haben einen positiven Effekt auf die Sättigung. Mancher Veganer hat sogar mit dem Gegenteil zu kämpfen, nämlich dann, wenn eine hohe Energiezufuhr (z.B. bei Bodybuildern und Kraftsportlern) erreicht werden soll. In solchen Fällen kann es hilfreich sein, eine höhere Mahlzeiten-Frequenz anzustreben und/oder mehr energiereiche Lebensmittel, wie Samen, Nüsse oder Öle zu konsumieren, um eine höhere kalorienzufuhr zu bewirken.

6.) **„Ohne Milchprodukte keine zufriedenstellende Calcium-Versorgung“** Kuhmilch ist bei weitem nicht die entscheidende Calciumquelle. Ein Glas angereicherte Sojamilch oder auch schon etwa 100 g Grünkohl enthalten so viel Calcium wie ein Glas Kuhmilch. Um als Veganer einer geringen Knochendichte entgegenzusteuern, eignen sich ferner grünes Blattgemüse, Kohlsorten, Sojaprodukte, Säfte und calciumreiche Mineralwässer.
Ein entscheidender Faktor für die Knochengesundheit ist regelmäßige körperliche Aktivität.

7.) **„Vegane Produkte sind zu teuer“**
Natürlich sind vegane Produkte, wie Schnitzel usw., verhältnismäßig teuer. Transport, Lagerung, Verpackung und Werbung wollen schließlich bezahlt werden. Überdies sind solche Produkte von der herstellenden Industrie stark verarbeitet und somit nicht so gesund, wie sie vorgeben zu sein.
Die weitaus besseren Alternativen sind das Selbstzubereiten von Mahlzeiten aus Hülsenfrüchten, Vollkorngetreide, saisonalem Obst und Gemüse. Sie haben einen hohen Sättigungswert und sind, auch in Bio-Qualität, bezahlbar.

Schließlich können auch Fisch, Fleisch, Wurst & Co. erhebliche Löcher ins Budget reißen. Beim Verzicht darauf kann so mancher Euro für vielseitige pflanzliche Mahlzeiten eingesetzt werden.

8.) **Kaum zu glauben-aber wahr: „Veganismus zählt zu den Essstörungen“**
Diese Behauptung stammt aus offensichtlich ununterrichteten Kreisen. Dort wird die vegane Lebensweise mit den Krankheitsbildern „Anorexia nervosa“, der „Orthorexia nervosa“ und der „Bulimia nervosa“ in einen Topf geworfen.

Laut internationaler Klassifikationen der WHO zählen die genannten Störungen zu den psychischen Verhaltensstörungen – genauer zu den „Verhaltensauffälligkeiten mit körperlichen Störungen und Faktoren“.

- Zu den Merkmalen der „Anorexia nervosa“ gehören u.a. der absichtlich und selbst herbeigeführte und aufrechterhaltene Gewichtsverlust zumeist durch eine begrenzte Nahrungsmittelauswahl.
- Charakteristisch für die „Bulimie“ sind sich wiederholende Heißhunger-attacken und eine stetige Beschäftigung mit der Kontrolle und Einhaltung des Körpergewichts.
- Die Essstörung „Orthorexia nervosa“ definiert sich als übertriebene, pathologische, beinahe ausschließlich den Alltag bestimmende Beschäftigung mit gesunden Lebensmitteln, gesunder Ernährung und gesundheitsbewussten Essgewohnheiten. Diese krankhafte Fixierung

kann zur Folge haben, dass scheinbar ungesunde Nahrungsmittel aus der Ernährung gestrichen werden, dies betrifft nicht nur tierische Produkte, sondern auch Obst und Gemüse, die nach Meinung eines Orthorektikers mi Pestiziden u.a. Substanzen verseucht sind.

Die vegane Lebensweise kann zwar ein Symptom dieser Erkrankungen sein, ist jedoch nicht die Ursache. Vielmehr bedeutet der Veganismus für die meisten Befürworter eine Lebensphilosophie, die sich nicht allein auf die Nahrungsmittel beschränkt. Konsequenterweise betrifft er auch die Art der Bekleidung (Verzicht auf Pelz, Leder, Wolle, Seide, Daunen u.ä.), die Körper-, Raum- und Wäschepflege, den Umwelt- und Tierschutz. Unter Umständen kann es auch religiöse Gründe geben.

In Anbetracht dessen kann also der Veganismus auf keinen Fall als Essstörung angenommen werden.

Worum geht es, wenn von Eiweiß die Rede ist?

Umgangssprachlich werden Proteine auch Eiweiße genannt; dabei handelt es sich um einen der drei Makronährstoffe neben Fett und Kohlenhydraten, die täglich mit der Nahrung aufgenommen werden sollten.

Eiweiße liefern dem Körper wichtige Basisbausteine, die Aminosäuren, ohne die der Mensch nicht existieren kann. Aminosäuren sind an beinahe allen Körperprozessen beteiligt. Zwanzig dieser Aminosäuren werden vom Körper benötigt, wovon er jedoch acht nicht selber produzieren kann (Lysin, Leucin, Isoleucin, Tryptophan, Threonin, Phenylalanin, Methionin und Valin). Diese überlebenswichtigen (essentiellen) Aminosäuren müssen durch eiweißhaltige Nahrungsmittel zugeführt werden.

Eiweiße sind beteiligt an Muskelaufbau und Muskelerhalt, Teile von Hormonen und Enzymen, stabilisieren die Organe, die Gewebe und das Immunsystem. Sie sorgen für den Aufbau von Knochen, Knorpeln, Haut, Haaren und Nägeln. In jeder Zelle verbergen sich Tausende unterschiedliche Proteine.

Chemisch betrachtet bestehen Proteine aus den Elementen Kohlenstoff, Sauerstoff, Wasserstoff und Stickstoff, welcher im Organismus eine maßgebliche Rolle spielt.

Welchen Wert ein Eiweiß in der Ernährung hat, richtet sich nach Art und Menge der vorhandenen Aminosäuren. Je nach Quelle setzen sich Eiweiße aus verschiedenen Arten und Mengen von Aminosäuren zusammen.

Die Bedeutung der Eiweiße, also Proteine, macht die Übersetzung aus dem Griechischen deutlich: „Ich nehme den ersten Platz ein!“ Und in der Tat geben z.B.

- Strukturproteine den Zellen die Form, dazu zählen Elastin, Keratin und Kollagen
- Transportproteine sorgen für den Transport von Fett und Sauerstoff.
- Speicherproteine werden benötigt, um Stoffe einzulagern, z.B. Eisen.
- Kontraktile Proteine helfen dem Körper dabei, dass sich Muskeln zusammenziehen können.
- Schutzproteine dienen dem Immunsystem und der Blutgerinnung.

Täglich werden im Körper Proteine abgebaut und ausgeschieden, die durch Nahrungsaufnehme ersetzt werden müssen. Proteine dienen in der Regel nicht der Energiegewinnung. Der Körper greift nur in Ausnahmesituationen auf diese Reserven zurück. Zum Beispiel werden bei einer Nulldiät oder bei Hungerkatastrophen eiweißhaltige Muskeln abgebaut, besonders dann, wenn sie nicht beansprucht werden.

Die „biologische Wertigkeit“ von Nahrungsmitteln

Die „BW“ ist die anerkannte Methode zur Abschätzung der Qualität der Proteine in Nahrungsmitteln. Sie ergibt sich aus der Gleichung:

$$BW = \frac{\text{retinierter Stickstoff}}{\text{absorbierter Stickstoff}} \times 100$$

Das Ergebnis besagt, wie viel des zugeführten Nahrungsproteins in körpereigenes verwandelt werden kann.

Je größer die Wertigkeit der zugeführten Proteine, desto weniger muss verzehrt werden, um eine ausgeglichene Protein-Stickstoff-Bilanz zu erzielen. Als Kriterium für die BW ist die Zusammensetzung der schon erwähnten Aminosäuren in einem Nahrungsmittel ausschlaggebend. Je mehr essentielle (unentbehrliche) Aminosäuren enthalten sind, desto hochwertiger wird das jeweilige Protein bewertet.

Als „Referenz“ zur Bewertung von Nahrungsmitteln wurde das Hühnervollei ausgewählt. Ihm wurde der Wert 100 bzw. 1.0 zugeordnet. Alle Angaben zur biologischen Wertigkeit von Proteinen erfolgen also im Vergleich zum Vollei, z.B. übertrifft das Molkeprotein mit einem BW von 104-110 das Hühnerei. Auch durch geschickte Nahrungsmittelkombinationen kann die „BW 100“ deutlich gesteigert werden.

Im Normalfall haben tierische Nahrungsmittel eine höhere biologische Wertigkeit als pflanzliche, was aber nicht im Sinne von besser-schlechter zu verstehen ist. Hier spielt die Genetik eine Rolle. Wir sind evolutionär eher mit Schweinen und Kühen verwandt als mit Sojabohnen, was den Körper aber keineswegs daran hindert, seinen Proteinbedarf durch pflanzliche Kost zu decken. Eine ausgewogene vegane

Ernährung passt demnach sehr gut zum anvisierten Muskelaufbau.

Im Gegensatz zu Fleisch oder anderen Produkten aus tierischen Quallen beinhalten pflanzliche Nahrungsmittel oft nicht gleichzeitig alle essentiellen Aminosäuren (die Ausnahme bilden hier Lupinen, Hanf und Soja), daher wurde Vegetariern und Veganern häufig der Verzehr von Kombinationen aus pflanzlichen Proteinquellen empfohlen, deren Aminosäuren sich ergänzen, um die BW zu erhöhen. Inzwischen ist jedoch bekannt, dass die Körperprozesse auch dann funktionieren, wenn sie die nötigen Aminosäuren nicht zur gleichen Zeit, sondern nach und nach erhalten. Im Klartext: Solange eine abwechslungsreiche Ernährung über alle Jahreszeiten hinweg sichergestellt ist und ausreichend Kalorien aufgenommen werden, wird sich kein Eiweißmangel einstellen. Gegen eine Kombination pflanzlicher Eiweißquellen spricht natürlich nichts – eher ist sie normal, z.B. bei Lupinenbolognese zu Vollkornpasta, Chili aus Bohnen und Mais, Vollkornbrot mit Hummus usw.

Viele dieser Daten wurden jedoch aus Fütterungsmodellen in der Tiermedizin übernommen und können daher nicht generell auf die menschliche Ernährung übertagen werden. Biologische Methoden können zwar von Nutzen sein (z.B. ein direkter Vergleich von einzelnen Proteinquellen), unterschätzen jedoch häufig die Qualität der Pflanzenproteine, da sich ein Mensch nicht ausschließlich einer Quelle bedient.

Weiterhin können Nährwerte von Proteinen durch verschiedene Verarbeitungsmethoden erhöht oder aber reduziert werden. Dies hängt von den Faktoren Temperatur, Erhitzungsdauer oder dem Fehlen oder Vorhandensein von Flüssigkeit ab.

Das Garen in Wasser steigert in der Regel die Proteinqualität, während trockenes Erhitzen oder Rösten sie vermindert. Insbesondere beim Verzehr von Rohkost wird ein gründliches Kauen empfohlen, so können bei gutem Zerkleinerungsgrad die Proteine von verschiedenen Verdauungsenzymen aufgeschlossen werden.

Andererseits kann durch lange und hohe Hitzeeinwirkung eine erhebliche Veränderung der Proteinstruktur erfolgen, so dass wichtige Aminosäuren dem Körper nicht mehr in ausreichendem Maße zur Verfügung stehen. In erster Linie ist zumeist die Aminosäure Lysin davon betroffen, bspw. beim Brotbacken. Diese essentielle Aminosäure wird damit zum Teil unverwertbar. Solche Verwertbarkeitsminderungen können auch bei längerer Lagerung in der Kälte auftreten.

Zusammengefasst kann festgehalten werden, dass sowohl die Bioverfügbarkeit als auch die Verdaulichkeit der pflanzlichen Proteine von etlichen Faktoren abhängig ist, aber einen ausreichenden bis sehr guten Nährwert erzielen kann. Entscheidend für eine adäquate Versorgung des Organismus ist die Gesamtaufnahme von Proteinen, essentiellen Aminosäuren und Stickstoff. Auf diese Weise kann auch mit pflanzlicher Kost eine gesunde Ernährung gewährleistet werden.

Pflanzliche Nahrungsmittel mit hohem Proteingehalt sind:

- Hülsenfrüchte, z.B. Bohnen, Erbsen, Linsen, Lupinen
- Erdnüsse
- Sojabohnen, Erzeugnisse daraus wie Tofu und Tempeh
- Mandeln
- Getreide, z.B. Dinkel, Roggen, Weizen, Gerste, Hafer, Hirse, Mais und Reis
- Vollkornprodukte wie Brot, Nudeln, Hafer- und Reisflocken oder Seitan (aus Weizeneiweiß)
- Pseudogetreide, z.B. Amaranth, Buchweizen, Hanf oder Quinoa

Beispielsweise liefert ein Frühstücks-Müsli aus Hafer- und Hirseflocken, Nüssen und Sojamilch schon rund 18g Eiweiß.

Ein Mittagessen aus Vollkornnudeln mit Linsenbolognese liefert etwa 30g Eiweiß.

Damit wäre ohne Zwischenmahlzeit und Abendessen der Proteinbedarf schon ausreichend gedeckt. In der wissenschaftlichen Literatur wird der Proteinbedarf mit 0,34g/kg Körpergewicht angegeben, dagegen empfiehlt die „Deutsche Gesellschaft für Ernährung" 0,8g/kg Körpergewicht, was also deutlich darüber liegt. Der Grund dafür ist, dass sozusagen zwei Sicherheitsmaßnahmen eingebaut wurden:

1. Die erste für die geringere biologische Wertigkeit der Pflanzenproteine,
2. die zweite für die Tatsache, dass der Organismus das verzehrte Eiweiß nur zum Teil auch aufnehmen kann.

Rechnerisch ergibt sich somit für eine 70 kg schwere Person ein Eiweißbedarf von 23,8g/täglich, empfohlen werden jedoch 56g/täglich.

Die TOP-10-Proteinquellen mit den höchsten biologischen Wertigkeiten

- Soja 96
- Sojamilch 91
- Buchweizen 83
- Reis 83-86
- Roggen 83
- Quinoa 76-83
- Kartoffeln 76
- Mais 72
- Bohnen 72
- Haferflocken 62

Weitere wichtige Nährstoffquellen, auf die bei veganer Kost geachtet werden sollte

- **Vitamin B12** – da aus tierischer Herkunft, supplementieren und einmal jährlich testen lassen!
- **Eisen**
    - Reichlich enthalten in verschiedenen Getreidesorten und Pseudogetreide wie Amaranth, Hirse, Quinoa, Haferflocken, Grünkern
    - in Nüssen und Samen wie Sesam, Leinsamen, Mandeln, Hanfsamen und Kürbiskernen
    - Gemüse wie Mangold, Fenchel, Feldsalat, Spinat
    - Hülsenfrüchte wie Kichererbsen, Linsen, Sojabohnen (Tofu und Tempeh)
    - Kräutern und „Unkräutern“ wie Petersilie, Brennnesseln, Löwenzahn.

Tipp: Vitamin C (Zitronensaft usw.) steigert die Eisenaufnahme, Kaffee und schwarzer wie auch Grüntee hemmt sie.

- **Vitamin D** – in der dunklen Jahreszeit (etwa Anfang Oktober bis Ende März) gegebenenfalls supplementieren.
- **Jod** – Jodiertes Speisesalz oder z.B. Nori-Algen
- **Calcium**
    - Mandeln und Nüsse
    - Sesamsamen
    - grünes Blattgemüse wie Spinat, Grün- und Schwarzkohl, Rucola, Mangold
    - angereicherte Milchalternativen wie Hafer-, Dinkel-, Soja-, Reis oder Mandelmilch
    - Tofu und weitere Sojaprodukte
    - Calciumreiches Mineralwasser
- **Omega-3-Fettsäuren**
    - Walnüsse, Leinsamen
    - Raps-, Lein- und Walnussöl.

Mangelerscheinung der veganen Ernährung – Tipps

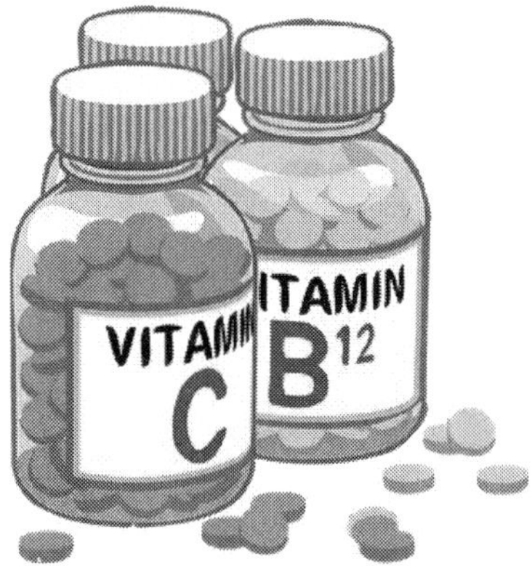

Durch den völligen Verzicht auf tierische Lebensmittel kann sich ein Mangel an Vitamine B12, Eisen, Calcium einstellen.

Vitamine B12

Vitamine B12 ist enorm wichtig für unseren Körper und darf in unserem Speiseplan nicht fehlen. Leider kommt Vitamine B12 nur in tierischen Eiweißen vor.

<u>Mangelerscheinungen:</u>

- Änamiezeichen: Leistungsabfall, Blässe, Müdigkeit, Schlafstörungen, Kopfschmerzen
- Verdauungsproblem
- Neurologische Ausfälle! (Kribbeln, Einschränkung des Vibrationssinn)
- Gerötete glatte Zunge

Tipp: Es empfiehlt sich ein Vitamine B12-Präparat zu sich zu nehmen, um Mangelerscheinungen zu verhindern. Bei sehr starken Mangelerscheinungen wäre es ratsam einen Arzt auf zu suchen.

Eisen

Eisen ist ein essentielles Spurenelement und findet sich vor allem in tierischen und pflanzlichen Proteinquellen. Allerdings ist das dreiwertige Eisen aus pflanzlichen Quellen nicht so gut verfügbar wie das zweiwertige Eisen aus Fleisch.

Zufuhr: Zwischen 12-15mg am Tag. Vorsicht in der Schwangerschaft erhöht sich dieser Wert.

Mangelerscheinungen:

- Brennende Lippen
- Schluckbeschwerden
- Brüchige Nägel
- Rotgeschwollene brennende Zunge
- Änamiezeichen: Leistungsabfall, Blässe, Müdigkeit, Schlafstörungen, Kopfschmerzen

Tipp: Bei sehr starken Mangelerscheinungen wäre es ratsam einen Arzt auf zu suchen. Um selber seinen Eisenbedarf zu decken empfiehlt es sich Gemüse wie Linsen, Erbsen, Karotten und Pilze enthalten relativ viel Eisen und sollten daher regelmäßig auf dem Speiseplan stehen, um eine Mangelerscheinung zu verhindern.

Vitamine D

Vitamine D ist einmal wichtig für die Gesundheit des Knochens und sehr relevant für die Regulation unseres Immunsystem.

Mangelerscheinung:

- Infektanfälligkeit
- Müdigkeit und Abgeschlagenheit
- Depressionen
- Störungen des Knochenstoffwechsels (Osteoporose)
- Gelenk- und Gliederschmerzen

Tipp: Machen Sie tagsüber Spaziergänge und tanken Sie Sonnenstrahlen. Nämlich ein ausreichend langer Aufenthalt im Freien und die damit verbundene UV-Strahlung gleichen das Defizit von Vitamine D aus. Zusätzlich enthalten Avocados, Datteln und Sonnenblumenkerne einen Anteil an Vitamine D.

Calcium

Calcium ist enorm wichtig für unsere Knochenstruktur und Zähne. Enthalten ist Calcium in vielen Milchprodukten, jedoch kann man Calcium wunderbar decken durch pflanzliche Lebensmitteln.

Mangelerscheinung / Folgen:

- Krämpfe
- Herz- und Kreislaufprobleme
- Brüchige Fingernägel
- Haut- und Haarveränderungen
- Karies, Parodontose
- Verdauungsstörungen
- Störungen im Knochenstoffwechsel (später Rachitis oder Osteoporose)

Tipp: Essen Sie kalziumhaltige Lebensmittel wie Fenchel, Mandel, Grünkohl oder Brokkoli. Dies enthalten genug Calcium und darf nicht in Ihrem Speiseplan fehlen.

Und einige nützliche Ernährungsregeln

Komplizierte Angaben, wie z.B. x% Kalorien aus Fett, Eiweiß oder Kohlenhydraten verleiden und erschweren oft unnütz das Kochen. Besser geht es praxisnah:

- Die Gerichte sollten bunt sein und sich schnell zubereiten lassen.
- Sie sollten aus einem Teil Getreide oder stärkehaltigem Gemüse bestehen, z.B. Pasta oder Kartoffeln,
- der zweite Teil beinhaltet günstigenfalls grünes Gemüse, doch auch Karotten, Tomaten, Paprika usw. sind natürlich zulässig!
- Der dritte Teil bringt „Fleisch“ auf den Teller, z.B: Tofu, Tempeh, Seitan oder Bratlinge aus Linsen, Kichererbsen, Bohnen, des Weiteren Lupinenprodukte als Geschnetzeltes, Würstchen, Bolognese u.ä.

Wenn es im ersten Moment auch nicht so aussehen mag, ergeben sich durch diese „Formel“ unzählige Variationsmöglichkeiten. Durch immer wieder wechselnde Gewürze und Zutaten bekommen Suppen, Pasta, Aufläufe, Currys usw. einen ganz eigenen Charakter.

Ein weiterer Vorschlag für eine gesunde Ernährung

Die beste Diät der Welt: Die „Irgendwie-Diät“:

1. Wenn es irgendwie möglich ist, bevorzugen Sie immer Bio-Produkte. Industriell hergestellte Nahrungsmittel enthalten meist wenig Nährstoffe, dafür viel Salz, Zucker, Fett, Geschmacksverstärker, Farb- und Konservierungsstoffe. Darüber hinaus gibt es das Risiko für Pestizid- und Herbizid-Rückstände. Die Faustregel lautet: Je weniger dieser Komponenten die Zutatenliste aufweist, desto besser. Am besten, es gibt gar keine, denn irgendwie ist es besser, unverarbeitete natürliche Lebensmittel selbst zuzubereiten. Sie wissen so genau, was Ihre Gerichte enthalten, wenn Sie es schaffen, die Zutaten.

2. irgendwie auf einem Bauernhof oder Bauernmarkt oder einem Naturkostladen in Ihrer Region zu besorgen. Das entlastet überdies die Umwelt und fördert die heimischen Anbieter.

3. Irgendwie macht es mehr Spaß, Rezepte auszuprobieren und zu genießen, wenn man in netter Runde ist. Vielleicht finden Sie Gleichgesinnte bei Ihren Freunden oder in der Familie.

4. Bringen sie irgendwie so oft wie möglich Neues auf den Tisch. Je abwechslungsreicher und bunter die Ernährung ist, desto geringer das Risiko für einen Nährstoffmangel.

5. Versuchen Sie irgendwie, sich jeden Tag ausreichend zu bewegen, wenn möglich an der frischen Luft. Es muss nicht gleich Hochleistungssport sein, auch ausgiebige Spaziergänge, eine Tour mit dem Rad, eine Runde im Schwimmbad oder ein Tanzabend wirken kleine Wunder. Japanische Experten raten übrigens zu Gartenarbeit – einmal täglich durchschwitzen kann die Joggingrunde ersetzen.

Diese recht einfache „Diät“ gewährleistet auf lange Sicht durch ausgewogene Ernährung und Bewegung mehr Gesundheit, Fitness und Wohlergehen.

Energiebedarf

Der BMI berechnet sich folgendermaßen:

Körpergewicht in kg geteilt durch Körpergröße hoch 2.
Beispiel: Sie wiegen 80 kg bei einer Größe von 1,70 m. 1,70x1,70= 2,89.
80:2,89= 27,7 >BMI 28.

Die BMI-Klassifizierung laut WHO:

18,5-24,9 = Normalgewicht
25-29,9 = Übergewicht
30-34,9 = Adipositas (=Fettleibigkeit) Grad I
35-39,9 = Adipositas Grad II
Ab 40 = Adipositas Grad III.

Der tägliche Energiebedarf sollte vorab berechnet werden um zu wissen wie viel man essen darf bzw. sollte.

Berechnung des Grundumsatzes:

<u>Bei männlichen Erwachsenen</u>

(13,707 x Gewicht in Kilogramm)
+ (492,3 x Größe in Metern)
- (6,673 x Alter in Jahren)
+77

<u>Bei weiblichen Erwachsenen</u>

(9,740 x Gewicht in Kilogramm)
+ (172,9 x Größe in Metern)
- (4,737 x Alter in Jahren)
+667

Zu der Berechnung des Energiebedarfs muss neben dem Grundumsatz auch die körperliche Aktivität berechnet werden. Diese wird durch den PAL-Wert ermittelt *(Physical Activity Level)*.

• Wenig Sport • Überwiegend sitzende Tätigkeit • Kaum Bewegung	**1,4**
• Leichter Sport • Sitzende Tätigkeit • Moderate Aktivität	**1,6**
• Regelmäßiger Sport • Körperliche Tätigkeit • Intensive körperliche Aktivität	**1,7**
• Körperliche anstregende Tätigkeit • Intensive körperliche Aktivität	**2,0**

Grundumsatz x PAL-Wert = **täglicher Energiebedarf** (kcal)

Die 5 Ebenen der veganen Ernährungspyramide

Die vegane Ernährungspyramide richtet sich nach den Anteil von Lebensmittel, die man vermehrt zu sich nehmen sollte. Da bereits im vorherigen Kapitel erklärt worden ist, welche Nachteile auch die vegane Kost mit sich bringt, ist es umso wichtiger die richtige Menge zu sich zunehmen.

1) Basis:

Die Basis, ist für alle Menschen gleich. Nämlich das wichtigste, ist Wasser. Wie viel man pro Tag trinken sollte hängt von Mensch zu Mensch ab. Hier spielen wichtige Faktoren eine Rolle. Z.B. welche körperlichen Tätigkeiten macht man am Tag. Generell sagt man ein erwachsener Mensch besteht 70% aus Wasser und verliert durch die Haut, sowie die Ausscheidung ca. 2,5 Liter pro Tag. Somit muss der Verlust einmal durch das Trinken und die Nahrung wieder aufgenommen werden. Man sagt, das man ca. 1 Liter aus der Nahrung gewinnt und der Rest muss über Getränke wieder aufgenommen werden. Hier empfiehlt es sich auf Industriegetränke zu verzichten. Man kann sich lieber einen Tee, Smoothie und einen selbstgemachte Limonade trinken. Ist gesünder und schmeckt besser. Ein weiterer wichtiger Tipp ist, dass man regelmäßig über den Tag verteilt trinkt.

2) Gemüse und Obst

Im Vordergrund der veganen Ernährung steht vor allem das Gemüse und Obst. Man sollte dabei ca. 3-4 Portionen pro Tag zu sich nehmen. Hier empfehle ich immer die Rohkosternährung. Diese ist leicht umzusetzen und geht gut mit der veganen Kost einher. Gemüse und Obst sind sehr reich an Vitamine, Mineralien und Spurenelemente. Zusätzlich sehr ballastoffreich, was sehr gut für unseren Verdauungstrakt ist.

3) proteinhaltige Lebensmittel

Eine weitere wichtige Ebene in der Ernährungspyramide sind die pflanzlichen Proteine. Proteine (Eiweiße) sind enorm wichtig für unseren Körper und nicht weg zu denken. Deswegen ist die Zufuhr auch so wichtig. Die „Nichtveganer" haben es mit der Proteinzufuhr wesentlich leider, weil der meiste Anteil von Eiweißen in tierischen Produkten ist. Da Veganer jedoch auf jegliche tierischen Produkten verzichten wie z.B. Käse, Milch, Eiern, ist die Zunahme von pflanzlichen Eiweißen umso wichtiger. Entscheidende pflanzliche Proteinquellen sind ***Hülsenfrüchte*** und Sojaprodukte

4) stärkehaltige Produkten

Die Zufuhr von stärkehaltigem Lebensmittel stellt eine nicht so entscheidende Rolle in der veganen Ernährung da, da der größte Anteil von ballastoffreichen Lebensmitteln mit dem Gemüse und Obst gewonnen wird. Stärkehaltige Produkte wären z.B. Vollkornprodukte, Reis oder Kartoffeln

5) Salz, Öle, Fette

Diese Lebensmittel sollten eher weniger in den Alltag zu sich genommen werde, obwohl es hier auch wieder unterschiedliche Meinungen gibt. Es gibt nämlich auch sehr gut Öle wie z.B. Leinöl. Dieses ist reich an hochwertige Omega-3-Fettsäuren, was enorm wichtig ist für unser Herzkreislaufsystem. Zusätzlich verbessert Leinöl die Blutwerte.

Die Vorteile der veganen Ernährung

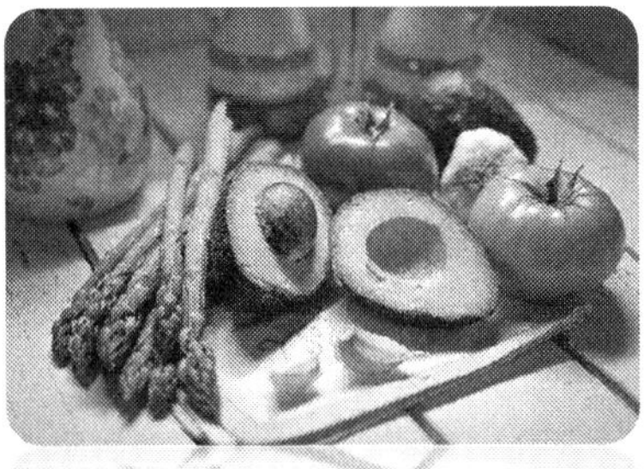

- Ein häufig genannter Grund, möglicherweise der Hauptgrund, sich vegan zu ernähren, ist vielfach ethischer Natur. Veganer lehnen es ab, dass für ihre Ernährung Tiere leiden und getötet werden, was durchaus nachzuvollziehen ist, in Zeiten der Massentierhaltung, Fischzuchtanlagen und ähnlichen Grausamkeiten, wie das Schreddern männlicher Küken.

- Der zweite wichtige Aspekt ist das Plus für die Gesundheit. Während noch vor einigen Jahren behauptet wurde, dass tierisches Eiweiß zur Versorgung des Körpers unabdingbar sei, gilt diese These inzwischen als überholt.
  Vegane Vollwertkost in Bio-Qualität ist bekömmlich, nahrhaft und kann vom Körper gut verwertet werden. Viele Pflanzen und Algen enthalten essentielle Fettsäuren und hochwertiges Eiweiß, so dass tierische Produkte überflüssig werden.

  Haushaltszucker, Weißmehlprodukte und konventionelle Pflanzenöle finden in der Vollwertküche keine Verwendung, stattdessen wird auf unverarbeitete, natürliche Nahrungsmittel gesetzt, wie oben schon beschrieben.

- Veganer, die sich mit vollwertiger Pflanzenkost ernähren, schildern häufig die erhöhte Vitalität und Leistungsfähigkeit, wie auch eine positive Wirkung auf die Stimmung.

- Erwiesen ist, dass ein Übermaß an tierischen Eiweißen und Fetten zu Problemen wie Herz-Kreislauferkrankungen, Bluthochdruck, Übergewicht und Stoffwechselerkrankungen führen kann.
  Die ausgewogene, pflanzliche Kost kann dagegen die Gesundheit fördern und auch, wenn nötig, bei der Gewichtsreduzierung helfen.

- Vermeiden Sie möglichst auch die häufig angebotenen Fleischersatzprodukte wie Steaks, Schnitzel, Burger und dergleichen. Auch diese Produkte sind industriell stark verarbeitet und daher für den Organismus nicht unbedingt zuträglich.

- Vegane, vollwertige Kost bedeutet nicht Verzicht, wie oft behauptet, sondern kann deftig, fein, exotisch und raffiniert, eben richtig lecker sein. Sie macht ein gutes Gewissen, spricht die Sinne an und erhöht Lebensenergie und –qualität, wie Sie im anschließenden Rezeptteil feststellen können.

Vegane Ernährung und Kraftsport

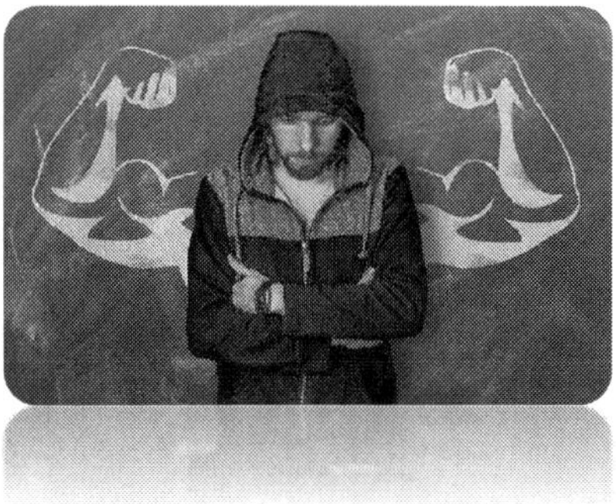

Ob die vegane Lebensweise es ausschließt, Kraftsport auszuüben oder es trotzdem gelingt, Muskeln auszubauen, soll in diesem Kapitel geklärt werden. In der Vorstellung vieler Zeitgenossen sind Kraftsport und vegane Ernährung so unterschiedlich wie Feuer und Wasser – schließen sich also gegenseitig aus. Ist etwas dran an dieser Vermutung oder ist sie unbegründet?

Fakt ist, dass Menschen, die sich vegan ernähren, keine Einschränkungen in Sachen Kraftsport und Muskelaufbau haben. Sie dürfen und sollen wie jeder andere trainieren und die Muskulatur aufbauen. Dass vegane Kost einen Muskelaufbau nicht zulässt, ist mit Sicherheit falsch, es muss jedoch auf die Zufuhr angemessener Protein- und Kalorienquellen geachtet werden. Dem Körper muss die Möglichkeit gegeben werden, ausreichend Grundlagen und Reserven zu schaffen, um den Muskelaufbau zu bewerkstelligen, was ohne eine gewisse Energie- und Nährstoffmenge nicht zu realisieren ist.

Letztlich zählt bei Veganern, wie bei allen anderen Menschen, die bestmögliche Ernährung sowie das optimale Maß an Bewegung, um das Ziel Fitness, Muskelaufbau und Wohlbefinden zu erreichen.

Für diese Zwecke ist es von entscheidender Bedeutung, den Gesamtkalorienbedarf nicht herunterzusetzen, dies könnte bewirken, dass der Körper Energie aus Muskelzellen heranzieht. Um den genauen Bedarf an Kalorien für den Muskelaufbau (oder auch zum Abnehmen) zu berechnen, stehen diverse Online-Rechner im Internet zur Verfügung. Des Weiteren müssen sich vegan lebende Sportler Gedanken machen um ihren Eiweißbedarf. Sie haben verständlicherweise nicht die Möglichkeit, denselben über bspw. ein dickes Steak zu decken. Trotz alledem können sie sich zurücklehnen und vielfältige pflanzliche Quellen zur Eiweißdeckung heranziehen.

Es stehen Veganern reichlich Produkte zur Verfügung, die den täglichen Eiweißbedarf decken und dabei helfen, effektiv Muskeln aufzubauen. Die wertvollsten Quellen für Menschen, die sich vegan ernähren, sind z.B.:

- Getreide
- Hülsenfrüchte
- Nüsse
- Saaten.

Diese Nahrungsmittel stellen wichtige Baustoffe für die Muskulatur, das Bindegewebe, die Blutgerinnung, den Transport von Sauerstoff und Eisen und die Aufnahme von Vitaminen dar – natürlich nicht nur für Veganer, sondern auch für alle anderen. Der Eiweißbedarf muss also nicht zwingend durch Fleisch, Fisch, Eier und weiteren tierischen Produkten gedeckt werden. Gerade Mandeln, Nüsse wie Walnüsse, Cashewnüsse, Para- und Haselnüsse verfügen über enorme Eiweißquellen und eignen sich hervorragend auch zum Snacken zwischendurch. Für perfekte Hauptmahlzeiten sind Hülsenfrüchte, wie Bohnen und Linsen zu empfehlen. Diese Sorten enthalten einen niedrigen Kohlenhydrat-Anteil, aber eine große Menge wertvoller Eiweißstoffe.

Weitere ausgezeichnete Proteinquellen sind:

- Reisprotein
- Erbsenprotein
- Lupinenprotein
- Hanfprotein.

Diese Proteinarten beinhalten reichlich Vitamine und bilden eine gute Basis für den positiven Muskelaufbau. Darüber hinaus empfehlen sich Proteinkombinationen, die die biologische Wertigkeit enorm steigern, z.B.

- Erbsen- und Reisprotein im Verhältnis 30:70 oder
- Reis- und Lupinenprotein im Verhältnis 30:70.
- Hanfprotein sorgt zusätzlich dafür, dass der Organismus mit Omega-3-Fettsäuren ausgestattet wird. Omega-3-Fettsäuren enthalten wichtige Mineralien und Spurenelemente, die der Körper zum Leben und für den Muskelaufbau dringend benötigt.

Darüber hinaus verfügen die Hülsenfrüchte über ausreichend Aminosäuren, die bei der veganen Ernährung und gleichzeitigem Kraftsporttraining als Reserve für einen gezielten Aufbau der Muskultur dienen. Wie schon eingangs erwähnt, kommt es bei der „veganen Fitness" nicht allein auf die Zufuhr von Proteinen an, sondern auch auf den Gesamtenergiebedarf, den der Körper zum täglichen Leben braucht. Für Menschen, die befürchten, ihren Proteinbedarf –gerade, wenn sie Kraftsport betreiben- nicht ausreichend über die Ernährung decken zu können, stehen auch verschiedene Proteinshakes auf veganer Basis zur Verfügung.

Auch die häufig ins Feld geführte „Besorgnis", Veganer könnten unter Nährstoffmängeln leiden, kann so nicht stehen gelassen werden. Natürlich können Mangelerscheinungen auftreten, jedoch nicht nur bei Veganern, sondern in allen Ernährungsformen – auch bei Vollköstlern-, wie durch Studien erwiesen werden konnte.

Zunächst einmal müsste ein Mangel überhaupt festgestellt werden. Er tritt in aller Regel nicht plötzlich auf, sondern schleichend. Bis er sich bemerkbar macht, greift der Organismus auf körpereigene Speicher in der Leber und den Fettzellen zurück. Erst wenn diese Reserven zur Neige gehen, zeigen sich Symptome, die unterschiedlich sein können, je nach fehlendem Nährstoff, bspw.:

- Müdigkeit und Abgeschlagenheit
- Größerer oder verminderter Appetit
- Stimmungsschwankungen bis ggf. zu Depressionen
- Muskelschmerzen
- Grundsätzlich weniger Ausdauer und körperliche/geistige Fitness.

Werden eins oder mehrere dieser Symptome beobachtet, kann ein Nährstoffmangel zugrunde liegen, muss aber nicht zwangsläufig. Auch zu viel sitzende Tätigkeit, zu wenig Sauerstoff, ungesunde Ernährung, Schlafmangel usw. können die Ursache sein.

Am besten lässt man bei einem Verdacht auf Nährstoffmängel die Sachlage vom Hausarzt klären oder durch einen freiverkäuflichen Test aus der Apotheke oder dem Online-Handel. Auch zahlreiche Analyse-Labors bieten Hilfe und Auskunft über eventuelle Defizite an. Bei Veganern handelt es sich natürlich in erster Linie um Nährstoffe aus tierischer Herkunft, die fehlen könnten (Vitamin B12 + D, Calcium, Eisen, Jod).

Ein weiterer Mythos, der sich seit Jahren hartnäckig hält: „Vegane Lebensweise macht schwach". Nur durch Hülsenfrüchte, Getreide, Gemüse und Co. Muskulatur, Leistungsfähigkeit und Kraft aufzubauen, hält so mancher Sportler und

Fleisch-Liebhaber für nahezu ausgeschlossen.

Jedoch gibt es zahlreiche Spitzensportler, die die vegane Kost bevorzugen, wie z.B.: Carl Lewis (Leichtathletik), Scott Jurek (Ultramarathon), Heather Mills (Winter-Paralympics), Austin Mills (Wrestling), Alexander Dargatz (Bodybuilding) und „Deutschlands stärkster Mann" der Kraftsportler Patrik Baboumian, um nur einige zu nennen. Offensichtlich haben Kraft und Stärke mit dem Konsum tierischer Produkte nichts zu tun. Alle erwähnten Sportler, Bodybuilder und auch viele andere wurden Meister in ihren Disziplinen, brachen Weltrekorde und sind sicher Beweis genug dafür, dass vegane Ernährung zu Höchstleistungen führen kann und nicht schwächt.

Die für ein Ausdauertraining optimale Ernährung

Eine Besonderheit der veganen Ernährung stellt die Zusammensetzung der Kost beim Ausdauertraining dar. Die Dauer des Trainings und die Intensität definieren, welche Nährstoffe der Körper zur Energiegewinnung nutzt.

Ein weiterer Aspekt dabei ist der Trainingsstand. Kurze, intensive Trainingseinheiten verbrennen hauptsächlich Kohlenhydrate, während weniger intensives, dafür länger andauerndes Training vor allem Fette und Fettsäuren zwecks Energiegewinnung abgreift.

Kraft- und Ausdauersportler sollten dem Körper vor einem kurzen, intensiven Ausdauertraining komplexe Kohlenhydrate zur Verfügung stellen. Hierbei wird der Tagesbedarf an Kohlenhydraten mit etwa 60% angegeben, was für die vegane Kost kein Problem darstellt.

Der in der Nahrung enthaltene Fettanteil braucht zumeist nicht erhöht werden, jedoch ist die Qualität der verzehrten Fette von Bedeutung. Gesunde pflanzliche Fette stammen aus nicht raffinierten Ölen, Avocados und Nüssen.

Damit letztlich auch alle benötigten Proteine bzw. Aminosäuren für ein effizientes Ausdauertraining in der Ernährung enthalten sind, können weitere Proteinquellen genutzt werden, wie z.B.

- Buchweizen
- Quinoa und Amaranth
- Erdnüsse und Erdnussmus
- Algen, wie Spirulina
- pflanzliche Milchersatzprodukte

Die außerdem benötigten Vitamine und Mineralien werden aus schonend gegartem Gemüse und Obst bezogen.

Sind all diese Komponenten in der täglichen Ernährung enthalten, ist sie perfekt für ein Ausdauertraining und zur Steigerung der Fitness geeignet.

Ein wichtiger Punkt, der beachtet werden muss

Die ausreichende Menge Flüssigkeit – ohne sie geht nichts!

Elementar für den Ausgleich von Flüssigkeit während des Trainings ist die Zufuhr von stillem Mineralwasser, ungezuckerten Tees oder Saftschorlen. Es darf nicht zur Dehydrierung durch einen übermäßigen Flüssigkeitsverlust kommen. Dieser würde sich durch Erschöpfung, Muskelschmerzen, Kopfschmerzen und Unkonzentriertheit bemerkbar machen. Je nach Trainingsdauer, Intensität und Temperatur sollten 1 ½ - 3 Liter Flüssigkeit konsumiert werden. Bei Marathons oder Triathlons können es auch schnell mehr sein.

Eine gravierende Unterversorgung kann zu Muskelkrämpfen, Bewusstlosigkeit und Herzproblemen führen.

Außer der Vermeidung der genannten Beschwerden leistet die

Flüssigkeitsversorgung weitere Dienste im Körper: Sie spült Nährstoffe aus dem Verdauungstrakt in den Blutkreislauf, somit stehen dem Organismus schnell wichtige Vitalstoffe zur Verfügung. Außerdem kann durch das Schwitzen die verdunstungsbedingte Abkühlung des Körpers gefördert werden. Wer genau feststellen will, welche Menge an Flüssigkeit er verliert, kann sich nackt vor und nach dem Training wiegen. Von der Differenz wird die Menge Wasser, die während des Trainings zugeführt wurde, abgezogen. Das Ergebnis der Rechnung ist der genaue Flüssigkeitsverlust.

Viele Sportler bestätigen bei Einhaltung der wichtigsten Regeln eine enorme Steigerung der Leistungsfähigkeit und der gesamten Fitness nach ihrem Umstieg auf vegane Kost und dem konsequenten Verzicht auf tierische Produkte. Für einen dauerhaften Erfolg reicht es nicht, nach Gefühl Nährstoffe zu konsumieren. Der Bedarf sollte durch Blutentnahmen und Labortests überwacht und sichergestellt werden.

Vorschlag für eine vegane Einkaufsliste

Alternativen zu Mehl, Getreide und Nudeln

- Amaranth
- Buchweizen
- Bulgur
- Couscous
- Dinkel
- Hafer
- Hirse
- Kichererbsen
- Quinoa
- Reis
- Süßlupine
- Vollkornnudeln
- Sojaprodukte

Milch- und Sahne-Alternativen

- Dinkeldrink
- Haferdrink
- Mandelmilch
- Reismilch
- Sojamilch
- Mandelmus
- Erdnussmus
- Haselnussmus
- Sesammus
- Hafer-, Reis- und Soja Cuisine
- Reis- und Sojasahne
- Kokosnussmilch

Fleisch-Alternativen

- Seitan
- Soja (Würfel, Medaillons, Granulat)
- Tofu

Tees

- Matcha
- Yogi-Tee
- Pu Erh-Tee.

Zuckeralternativen

- Apfelsüße
- Agavendicksaft
- Birkenzucker
- Kokosblütenzucker
- Reissirup

Superfoods

- Acerola-Pulver
- Buchweizenkeimpulver
- Chiasamen
- Matcha
- Gerstengras
- Weizengras
- Guarana
- Moringa

Fette und Öle

- Olivenöl
- Leinöl
- Walnussöl
- Kokosöl
- Kürbiskernöl
- Kakaobutter
- Kokosbutter

Nüsse und Trockenfrüchte

- Cashewkerne
- Haselnüsse
- Kokosnuss – Chips oder Raspel
- Kürbiskerne
- Mandelkerne – ganz, gehobelt, gemahlen
- Paranüsse
- Pinienkerne
- Pistazien
- Sonnenblumenkerne
- Studentenfutter
- Walnusskerne
- Apfelringe
- Aprikosen
- Bananenchips
- Cranberries
- Datteln
- Feigen
- Goji-Beeren
- Mischobst
- Pflaumen
- Sultaninen

Gewürze und Bindemittel (Ei-Alternativen)

- Cayennepfeffer
- Currypulver
- Kardamom
- Koriander
- Kreuzkümmel – ganz, gemahlen
- Kurkuma
- Oregano
- Bunter Pfeffer
- Paprikapulver
- Salz
- Thymian
- Vanille
- Zimt
- Chiasamen
- Hefeflocken
- Johannisbrotkernmehl

Gemüse/Obst

- Brokkoli
- Champignons
- Feldsalat
- Möhren
- Paprika
- Spinat
- Zucchini
- Apfel
- Banane
- Beeren
- Ananas

Hülsenfrüchte/Getreide

- Bohnen
- Kidneybohnen
- Linsen
- Kichererbsen
- Haferflocken
- Hanfmehl
- Mungobohnen

Eigenschaften der Hülsenfrüchte

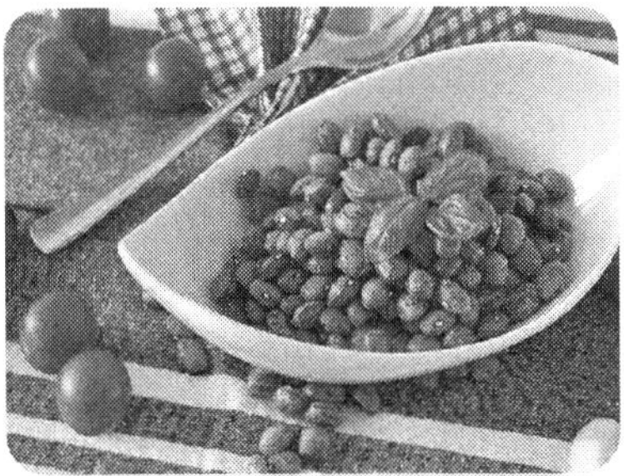

Hülsenfrüchte gehören zu der Gruppe der Gemüsesorten. Wie der Name bereits sagt, sind es Samen oder Früchte, die in Hülsen heranwachsen. Weltweit werden rund 20.000 verschiedene Sorten gezählt. Die gängigsten hierzulande sind Linsen, Bohnen und Erbsen.

Sie werden in verschiedenen Arten angeboten. Sie können sie frisch, tiefgefroren, als Konserve oder getrocknet kaufen. Je nach Darreichungsart variiert der Eiweiß-, Vitamin- und Ballaststoffanteil leicht. Sie sind jedoch stets in ausreichender Menge vorhanden.

Kaufen Sie die Hülsenfrüchte in frischer oder getrockneter Form dauert die Zubereitung etwas länger. Gefroren oder als Konserve geht die Zubereitung deutlich schneller. Bei den Konserven sollten Sie darauf wertlegen, dass die Hülsenfrüchte nicht zusätzlich in Zucker eingelegt sind. Zucker belastet Ihre Verdauung und ist an dieser Stelle unnötiger Bestandteil der Konserve, daher ist es ratsam darauf zu achten.

Warum sind Hülsenfrüchte so gesund?

Sie enthalten einen großen Anteil an Eiweiß. Viele Sorten haben sogar den gleichen prozentualen Anteil wie Schweinefleisch. Daher sind Hülsenfrüchte vor allem für Vegetarier und Veganer eine wichtige Nahrungsquelle. In Kombination mit dem großen Anteil an Ballaststoffen halten Hülsenfrüchte lange satt und vermeiden durch einen langsamen Anstieg des Blutzuckerspiegels Heißhungerattacken. Der langsam ansteigende Blutzuckerspiegel ist vor allem hilfreich für Diabetiker und für alle anderen Menschen, um Diabetes zu vermeiden.

Außerdem beinhalten Hülsenfrüchte viel Vitamin B1, B6 und die Mineralstoffe Eisen, Magnesium und Zink. Damit sind sie ein wirkliches Powerpaket. Zudem haben Sie eine geringe Energiedichte, sodass sie beim Ziel Gewicht zu verlieren ebenfalls ein gutes Mittel sind, denn bis auf wenige Ausnahmen haben sie nahezu kein Fett.

Sollten Sie Bedenken haben, dass Sie durch den erhöhten Konsum von Hülsenfrüchten starke Blähungen bekommen, so kann ich Sie beruhigen. In der ersten Woche kann dies auftreten, da ihr Darm diese Lebensmittel nicht gewohnt ist. Unser Körper ist jedoch extrem anpassungsfähig, sodass Ihr Verdauungstrakt bereits nach kurzer Zeit mehr Enzyme und Bakterien bilden wird, um Hülsenfrüchte in Zukunft besser verdauen zu können. Um die Symptome in der ersten Zeit zu lindern, können Sie Kümmel oder Anis als Gewürz zu Ihren Gerichten geben.

Die verschiedenen Hülsenfrüchten

Im Folgenden werde ich Ihnen detaillierte Informationen zu den einzelnen für Sie relevanten Hülsenfrüchten geben. Damit Sie entscheiden können, welche davon für Sie am besten in Ihr Leben passen.

Bohnen

Es gibt mehr als 100 verschiedene Bohnensorten. Sie haben eine ähnliche Nährstoffdichte wie Fleisch. Gleichzeitig besitzen sie zusätzlich wichtige Ballaststoffe und haben einen niedrigen glykämischen Index. Das bedeutet, dass die Kohlenhydrate nur langsam ins Blut gehen. Dies ist vor allem wichtig für Diabetiker. Gleichzeitig reduziert es das Risiko von Herzerkrankungen und Schlaganfällen.
Durch den hohen Sättigungsgrad, den niedrigen GI und die geringe Energiedichte helfen Bohnen ebenfalls beim Abnehmen. Sie vermeiden Heißhungerattacken und halten lange satt, sodass sie ein hervorragendes Mittel sind, um Gewicht zu reduzieren.

Ein weiterer Vorteil von Bohnen ist die Anzahl der Antioxidantien. Hier gibt es innerhalb der Sorten jedoch Unterschiede. Den höchsten Anteil enthalten die schwarzen Bohnen, gefolgt von den Kidneybohnen. Grundsätzlich ist die Anzahl der Antioxidantien höher, je dunkler die Bohne ist. Das liegt an dem Farbstoff, der auch bei Heidelbeeren und Johannisbeeren enthalten ist und die Antioxidantien enthält. Antioxidantien sind wichtig für Ihren Körper, da sie Sie vor freien Radikalen schützen, die Zellen schädigen und damit zu Alzheimer, Krebs und chronischen Krankheiten führen. Gleichzeitig schützen Bohnen vor Hautalterung und Falten. Durch den Anteil an Zink und Kupfer wird dieser Prozess zusätzlich unterstützt.

Wussten Sie außerdem, dass Bohnen beim Entgiften Ihres Körpers helfen?

Bohnen enthalten das Spurenelement Molybdän. Dieses stimuliert die Bildung und Arbeit einiger Entgiftungsenzyme. Dadurch wird der Entgiftungsprozess stärker angeregt.

Durch die enthaltene Folsäure und die Ballaststoffe wird das Risiko von Schäden in den Arterien und Herzerkrankungen gesenkt.

Die Sojabohne weist im Gegensatz zu den anderen Bohnensorten kleine Unterschiede auf. Sie ist eine Ölpflanze. Dies führt dazu, dass sie neben 39% Eiweiß 17% Öl enthält. Daher hat sie eine deutlich höhere Energiedichte.

Sojabohnen werden unteranderem zur Herstellung von Tofu und Sojamilch verwendet. Sojaprodukte eignen sich durch ihren hohen Eiweißgehalt besonders gut als Fleischersatz. Daher ist Tofu auch bei Vegetariern und Veganern sehr beliebt.

Sojabohnen tragen in geringem Ausmaß zur Linderung von Wechselbeschwerden und der Knochenkrankheit Osteoporose bei. Gleichzeitig hat sie alle positiven Eigenschaften, die auch die anderen Bohnen aufweisen.

Erbsen

Palerbsen

Die Erbse kommt ursprünglich aus dem östlichen Mittelmeerraum und Mittelasien. Über 200 Sorten gibt es weltweit. Bei den meisten Sorten werden leidglich die Samen gegessen.

Erbsen werden gerne als Beilage verwendet und sind Bestandteil von Aufläufen und Suppen. Je kleiner die Erbse ist, desto leichter und zarter ist ihr Geschmack. Bei getrockneten Erbsen sollten Sie darauf achten, sie über Nacht einzuweichen, da sie sonst eine deutlich längere Kochzeit haben als frische Erbsen oder Erbsen aus der Dose.

Die Inhaltsstoffe der Erbsen wirken cholesterinsenkend, sind krebs- und entzündungshemmend. In vielen Ländern haben sie den Ruf knochenfestigend zu wirken. Aus diesem Grund werden sie dort häufig von Kindern und älteren Menschen konsumiert.

Kichererbsen

Kichererbsen kommen ursprünglich aus dem Mittleren Osten, aus Südeuropa und Vorderasien. Hauptsächlich sind zwei Sorten in Europa bekannt. Die aus Indien stammende kleine eher runzlige Kichererbse und die gelblichen, runden Samen, die aus dem Mittelmeer stammen. Beide sind eng mit der Erbse verwandt.

Die Kichererbse wird in Europa zunehmend beliebter. Sie wird vor allem in Suppen, Eintöpfen, als Brei und in Form von gebratenen Falafel gegessen. In der orientalischen und indischen Welt haben Kichererbsen einen großen Stellenwert. Aufgrund der harten Schale müssen sie über längere Zeit eingeweicht werden, meistens um die 12 Stunden. Anschließend werden sie dann drei weitere Stunden weich gekocht. Alternativ besteht die Möglichkeit Kichererbsen bereits eingeweicht in Gläsern zu kaufen, das erspart die Einweich- und Kochzeit, sodass sie direkt verarbeitet werden können.

Neben den allgemeinen Vorteilen von Hülsenfrüchten, wie dem langanhaltenden Sättigungsgefühl und langsamen Anstieg des Blutzuckers, enthalten Kichererbsen viel Zink, Eisen und Folsäure. Dadurch wird die Haut u.a. am Altern gehindert. Außerdem senkt die Kichererbse durch einen hohen Saponin Gehalt den Blutfettwert. Saponin verbindet sich mit dem Cholesterinmolekül in der Nahrung und verhindert somit dessen Aufnahme ins Blut. Gleichzeitig beinhaltet die Kichererbse Antioxidantien, die vor allem vor Herzkreislauferkrankungen schützen.

Erdnüsse

Wussten Sie, dass Erdnüsse gar keine Nüsse sind? Fälschlicherweise werden sie auf Grund ihres Namens zur Gruppe der Nüsse gezählt. Tatsächlich sind es jedoch Hülsenfrüchte, die ursprünglich aus Südamerika stammen.

Am bekanntesten sind Erdnüsse sowohl als gesalzener und ungesalzener Snack, der in Bars, bei Fernsehabenden und im Kino serviert wird. Häufig werden sie als Zutat für sehr viele Gerichte verwendet, insbesondere aus dem asiatischen Raum. In Amerika ist die Erdnussbutter sehr gefragt.

Durch ihren hohen Eiweißgehalt eignen sie sich besonders als Eiweißquelle für Vegetarier und Veganer. Außerdem enthalten sie viel Vitamin K, das die Blutgerinnung fördert. Der hohe Anteil an Linolsäure hilft gegen Bluthochdruck. Zusätzlich enthalten Erdnüsse Vitamin E und den Vitamin B Komplex. Essen Sie bei frischen Erdnüssen ebenfalls die dünne, rote Schale mit, so erhalten Sie ebenfalls wichtige Antioxidantien.

Lupinen

Eine Hülsenfrucht, die Ihnen vielleicht noch nicht so bekannt ist, sind die Lupinen. Wie Erbsen, liegen ihre Samen in Hülsen. Dabei sind nicht alle Sorten essbar. Die, die sie bedenkenlos verzehren können sind die leichtgelblichen Samen. Sie sind bei Kennern vor allem aufgrund des nussähnlichen Geschmacks sehr beliebt.

Lupinensamen liefern eine Menge Nährstoffe und Mineralien, die vom Körper einfach aufgenommen werden können. Gleichzeitig verfügen sie über viele essenzielle Aminosäuren.

Wussten Sie außerdem, dass Lupinen sowohl Omega-3- als auch Omega-6-Fettsäuren enthalten? Das sind zwei der wichtigsten essentiellen Fettsäuren, die Ihr Körper braucht. Vor allem in der heutigen Zeit, in der viele Menschen auf Grund von schlechter Ernährung einen Mangel aufweisen. Zusätzlich helfen diese Fettsäuren Ihnen die wichtigen Nährstoffe und fettlöslichen Vitamine aufzunehmen, die in großen Mengen in Lupinen vorkommen.

Ihren gelben Farbton verdanken die Lupinensamen hauptsächlich dem Carotin. Dies gehört zur Gruppe der sekundären Pflanzenstoffe. Im menschlichen Körper wirken diese entzündungshemmend und schützen vor freien Radikalen. Carotin wird zudem in das wichtige Vitamin A umgewandelt, das für das Knochenwachstum und die Sehkraft essentiell ist.

Lupinensamen enthalten wichtige Mineralien und Spurenelement. Sie sind reich an Kalium, Zink, Mangan, Magnesium, Kalzium, Eisen und Kupfer. Zink unterstützt das Immunsystem und den Schutz der Haut. Mangan neutralisiert freie Radikale, verhindert damit Zellschäden und unterstützt das gesunde Wachstum von Knorpel und Knochen. Magnesium dient unter Anderem zur Unterstützung der Muskelfunktion. Kupfer unterstützt gleichzeitig die Funktion von Gehirn und Rückenmark.

Lupinensamen sorgen, wie auch alle anderen Hülsenfrüchte für die Senkung des Cholesterinwertes. Da sie die Produktion von Gallensäure anregen, und diese mit Hilfe von Cholesterin gebildet wird, führt das zur Senkung des Cholesterinspiegels.

Linsen

Linsen sind Schoten und bilden kleine, flache Samen. Ihre Form ist je nach Sorte unterschiedlich. Es gibt Tellerlinsen, die häufig für Eintöpfe verwendet werden. Rote und gelbe Linsen stammen aus Indien und finden daher Anwendung in vielen orientalischen und indischen Gerichten. Hierzulande werden sie gerne als Suppen, Brotaufstrich oder Dip verzehrt. Belugalinsen und Puy-Linsen gelten als sehr edel, daher werden Belugalinsen auch als „Kaviarlinsen" bezeichnet. Beiden Sorten behalten nach dem Garen eine festere Konsistenz sowie einen leichten Biss. Daher eignen sie sich besonders gut für Salate.

Linsen gehören zu den Pflanzen mit dem höchsten Proteingehalt. 100 Gramm gelben und roten Linsen enthalten ungefähr 26 Gramm Protein. Braune Linsen hingegen liefern etwas weniger Protein.

Das besondere an Linsen ist der hohe Anteil an essentiellen Aminosäuren. Das sind spezielle Aminosäuren, die Ihr Körper selbst nicht herstellen kann und durch die Nahrung aufnehmen muss. Insgesamt gibt es 9 verschiedenen essentielle Aminosäuren, von denen Linsen 7 enthalten.

Linsen enthalten sowohl verdauungsfördernde unlösliche als auch lösliche Ballaststoffe. Damit weisen sie die gleichen positiven Eigenschaften wie andere Hülsenfrüchte auf.

Linsen sind eine Quelle verschiedener B-Vitamine, die die Verwertung verschiedener Nährstoffe unterstützen. Die Folsäure beugt zum Beispiel vor Geburtsfehlern vor und unterstützt die Bildung von roten Blutkörperchen. Daher sind Linsen vor allem während der Schwangerschaft eine wichtige Nahrungsquelle.

Linsen enthalten ebenfalls Eisen, Phosphor, Kupfer, Kalium und Magnesium. Vor allem der Eisengehalt ist sehr beeindruckend. Eisen ist essentiell, da es den Transport von Sauerstoff von der Lunge in alle Körperzellen unterstützt. Leiden Sie unter Eisenmangel, so entstehen häufig Symptome, wie Konzentrationsschwierigkeiten, ständige Müdigkeit und kalte Hände und Füße. Da schwangere Frauen oft ein Eisendefizit haben, ist hier der Konsum von Linsen erneut von Bedeutung. Werden Linsen mit Vitamin-C-reichen Lebensmitteln kombiniert, kann das Eisen besser vom Körper verwertet werden.

Ein weiterer Vorteil von Linsen ist der hohe Gehalt an Magnesium, das einen Schutz gegen kardiovaskuläre Erkrankungen bietet. Magnesium wirkt als natürlicher Kalziumkanalblocker. Wenn ausreichend Magnesium vorhanden ist, entspannen sich Venen und Arterien und der Widerstand der Blutgefäße verringert sich. Dadurch wird der Blutfluss gesteigert, wodurch der gesamte Körper besser mit Sauerstoff und Nährstoffen versorgt wird.

Etwas zur sogenannten „Energiebilanz“

Zu verstehen ist darunter das Ergebnis zwischen Energieaufnahme und -bedarf. Sie ist entscheidend für die Fähigkeit zum Muskelaufbau.

Die negative Energiebilanz ermöglicht kein Muskelwachstum, da die Energiezufuhr geringer ist als der nötige Bedarf. Dieser Umstand führt zum „Katabolismus“, also der Phase, in der energiereiche, körpereigene Substanzen abgebaut werden.

Selbst eine ausgeglichene Bilanz ist nicht optimal für den Muskelaufbau. Auch wenn Energiebedarf und –aufnahme phasenweise ausgeglichen sind, existieren Zeitfenster, in denen ein Defizit an Energie vorherrscht.

Der Organismus muss sich im Wesentlichen in der anabolen, also aufbauenden Phase befinden, um ein Muskelwachstum zu erreichen. Dies gelingt nur durch eine positive Energiebilanz. Im Klartext: Die Energieaufnahme sollte konstant den Energiebedarf übersteigen. Die Kombi Energieüberschuss-Krafttraining fördert die anabole Wirkung.

Im Vergleich zu trainierten Personen ziehen untrainierte einen Profit aus hohen Energieüberschüssen. Während bei Trainierten ein täglicher Überschuss von ca. 500-1000 kcal ausreicht, dürfte es bei Untrainierten bis zu ca. 2000 kcal/täglich sein. Eine Erklärung dafür ist vermutlich, dass noch Untrainierte eine höhere sowie schnellere Muskelwachstumsrate aufweisen. Ein exakter Kalorien-Rechner ist hier zu finden: https://fitness-experts.de/kalorienrechner

Die Verteilung der Makronährstoffe

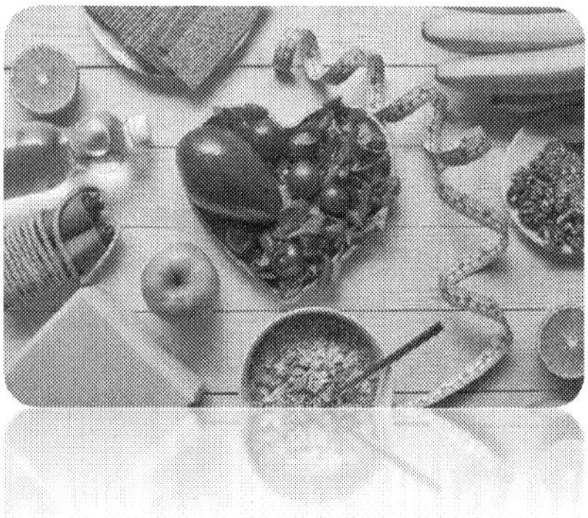

Ernährungswissenschaftler gehen von 3 Gruppen lebenswichtiger Makronährstoffe aus: Kohlenhydrate, Eiweiß und Fette, wobei

- 1 g Kohlenhydrate 4 kcal (17 kJ),
- 1 g Eiweiß 4 kcal (17 kJ) und
- 1 g Fett 9 kcal (37 kJ) liefert.

Offensichtlich gibt es leider noch eine vierte Gruppe, die weder lebenswichtig ist noch leistungsfördernd wirkt – im Gegenteil. Der Alkohol – er hinterlässt je nach Sorte etwa 7 kcal/g.

Nach durchgeführten Studien ergibt sich somit folgende Nährstoffverteilung:

- Kohlenhydrate – 40-45%
- Eiweiß – 12-14%
- Fett – 34-36%
- Alkohol – 8-10%.

Nach Forschungsergebnissen der Sport- und Ernährungswissenschaften sollten sich die Makronährstoffe hingegen aufteilen in:

- 50-55% Kohlenhydrate
- 12-16% Eiweiß
- 28-32% Fett.

Bei einem Kalorienbedarf von etwa 3000 kcal/täglich ergibt sich daraus eine Aufteilung von durchschnittlich 450 g Kohlenhydrate, 150 g Eiweiß, 68 g Fett (Annahme: 60%/20%/20%).

Dieses Prinzip berücksichtigt jedoch nicht den besonderen Anspruch an die Ernährung bei intensivem Training von etwa 5 Wochenstunden. Bei Kraft- und/oder Ausdauersportarten wird von Wissenschaftlern zu gewissen Verschiebungen und Anpassungen geraten.

Die Nährstoffverteilung für Kraftsportler:

- Kohlenhydrate – 45-48%
- Eiweiß – 17-20%
- Fett – 30-35%.

Für Ausdauersportler:

- Kohlenhydrate – 55-60%
- Eiweiß – 17-20%
- Fett – 20-25%.

Der Kalorienverbrauch

Sowohl beim Kraft- als auch beim Ausdauertraining ist der Kalorienbedarf sehr hoch. Je nach Intensität und Statur kann er bis 600 kcal/Stunde betragen. Der sogenannte „Nachbrenner-Effekt" besagt, dass der Körper noch einige Stunden nach der Trainingseinheit damit beschäftigt ist, die Kohlenhydratreserven wieder aufzufüllen, Abfallstoffe zu entsorgen und die Muskulatur aufzubauen. Unterstützt werden kann er, indem nach dem Training etwa 45 Minuten nichts gegessen wird und bis zu 2 Stunden danach möglichst nur leichte, eiweißhaltige Nahrungsmittel.

Ein weiterer Punkt beim Kalorienverbrauch ist die tatsächliche Muskelmasse. Nach Schätzungen verbraucht jedes Kilogramm derselben bis zu 50 kcal/täglich.

Bei der optimalen Aufnahme von Nahrung nach dem Training spricht man auch vom „Nutrient Timing". Die Muskelproteinsynthese kann durch die vorhandenen Aminosäuren und die gleichzeitige Insulinausschüttung durch Kohlenhydrate maximal gefördert werden. Die anabole Wirksamkeit proteinreicher Mahlzeiten hält in der Regel 5-6 Stunden an. Daraus ergibt sich, dass Mahlzeiten in diesem Zeitfenster konsumiert werden sollten, um den Körper konstant in der anabolen Phase zu halten.

Rezeptewelt

Rezepthinweise:

Pck. = Packung
Schb. = Scheiben
St = Stück
Spr. = Spritzer
Trpf. = Tropfen
Ds. = Dose
g = Gramm
kg = Kilogramm
ml = Milliliter
cm = Zentimeter
cl = Zentiliter
l = Liter
Msp. = Messerspitze
TL = Teelöffel = 5ml/g
EL = Esslöffel = 10ml/g
n.B.= nach Bedarf
Bd. = Bund

Kcal = Kalorien
KH = Kohlenhydrate
E = Eiweiß
F = Fett

Selbstgemachte Milch-Alternativen

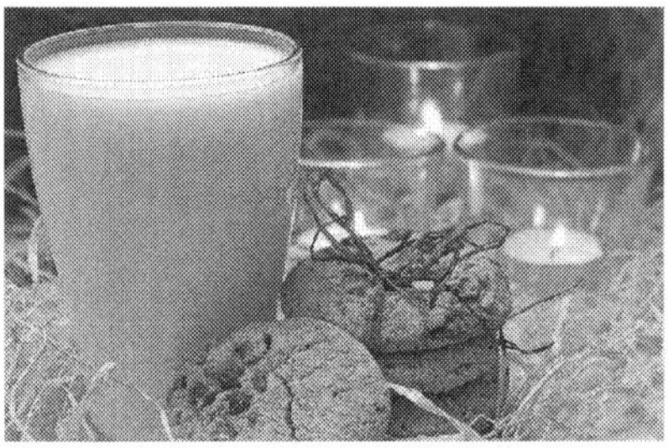

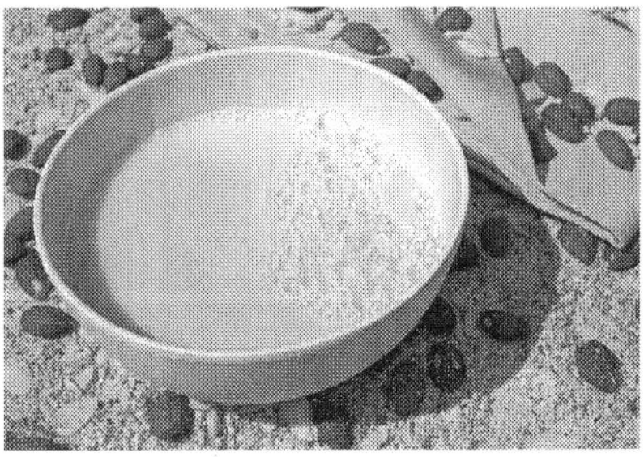

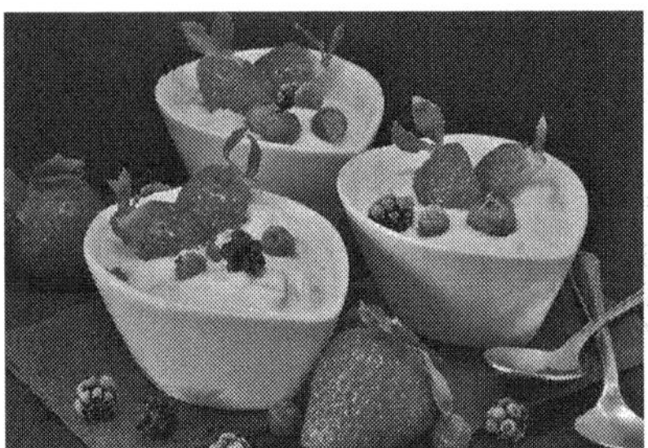

Getreidemilch

Dauer	Portion(en)	Grad
10 Minuten	1,5 Liter	leicht

Vorbereitungszeit: 12 Stunden

Zutaten

80 g Dinkel- oder Haferkörner in Bio-Qualität (Bioladen, Bäcker, Müller oder online) |1 l Wasser | Süße nach Wahl (Datteln, Bananen, Xylitol)

Standmixer oder Pürierstab | Filter (Nussmilchbeutel) | leere Flaschen.

Zubereitung

1. Die Körner für mindestens **12 Stunden** einweichen.
2. Anschließend durchsieben und mit 1 Liter frischem Wasser kräftig pürieren. (u.U. portionsweise, je nach Stärke des Gerätes).
3. Die gesamte Menge entstandener Flüssigkeit filtern.
4. Nach Wunsch süßen.
5. In Flaschen abfüllen.

Nährwerte

Kcal	**KH** [g]	**E** [g]	**F** [g]
371	72	12	2

Info: Diese „Milch“ hält sich gekühlt ca. 1 Woche.

Veganer Joghurt oder Quark

Dauer	Portion(en)	Grad
20 Minuten		mittel

Ruhezeit: 14 Stunden

Für die Zubereitung werden eine Pflanzenmilch, Milchsäurebakterien und etwas Zeit benötigt.

Zutaten

- 500 ml Kokos-, Soja- oder Lupinenmilch *(Reis- oder Hafermilch sind weniger geeignet)*
- Lebende Joghurtkulturen *(sind in Form von Probiotika-Kapseln oder als Joghurt-Fermentpulver in Bioläden, Apotheken, Reformhäusern oder online erhältlich)*
- Eine Möglichkeit wie Backofen, Thermosflasche, Heizkörper, Gärautomat o.ä., wo konstant eine Temperatur von 40°C gehalten werden kann.

Zubereitung

1. Die gewünschte Pflanzenmilch auf 40°C erwärmen *(Küchenthermometer)*.
2. Den Inhalt von 3 probiotischen Kapseln oder alternativ einen Pflanzenjoghurt mit lebenden Kulturen unterrühren.
3. Die Masse auf einige Schraubgläser verteilen. Nicht vollständig befüllen – der Joghurt benötigt Platz zum Wachsen!
4. Die zugeschraubten Gläser für etwa **14 Stunden** bei 40°C stehen lassen.
5. Nach Ablauf dieser Zeit sollte der Joghurt stichfest geworden sein.
6. Kühl aufbewahren und während der nächsten Woche verbrauchen.

Um Quark aus dem Joghurt herzustellen, muss die Molke abgeschieden werden. Übrig bleibt die Quarkmasse.

Vorgehensweise

1. Ein Sieb auf eine passende Schale legen und mit einem Tuch auskleiden.
2. Den Joghurt hineingeben und an einem kühlen Ort mehrere Stunden abtropfen lassen. Je länger die Abtropfzeit, desto fester der Quark.

Nährwerte

Kcal	**KH** [g]	**E** [g]	**F** [g]
945	16	10	94

Hafermilch

Dauer	Portion(en)	Grad
20 Minuten		leicht

Diese Milch eignet sich hervorragend als Ersatz bei Gerichten, in denen normalerweise Kuhmilch verwendet wird.

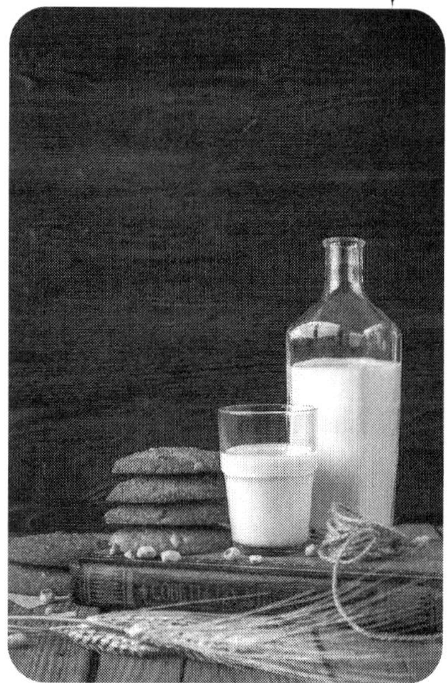

Zutaten

75 g Haferflocken (zarte Flocken lassen sich direkt verarbeiten, kernige sollten **10 Minuten** in Wasser eingeweicht werden) | 1 l Wasser | 1 Prise Salz | Süße, wie z.B. Datteln nach Wunsch

Mixer und Passiertuch oder Nussmilchbeutel

Zubereitung

1. Haferflocken und Wasser in den Mixer geben.
2. Salz und ggf. Süße zufügen.
3. **2-3 Minuten** mixen, u.U. in Etappen, damit sich das Wasser nicht zu stark erwärmt. Es könnte dadurch eine schleimige Masse entstehen. Vorbeugen kann man mit 2-3 Eiswürfeln im Wasser.
4. Die fertige „Milch" durchsieben und in saubere Gefäße füllen.

Nährwerte pro Portion

Kcal	**KH** [g]	**E** [g]	**F** [g]
364	64	11	5

Sie hält sich im Kühlschrank etwa 3 Tage, schmeckt jedoch frisch am allerbesten.

Tipp: Der übrigbleibende Trester lässt sich gut weiterverarbeiten, z.B. für Aufstriche, veganen Käse, eine Nussaufstrich-Alternative, in Müslis, beim Backen oder sogar als Gesichtsmaske.

Mandelmilch

Dauer	Portion(en)	Grad
10 Minuten		leicht

Vorbereitungszeit: 9 Stunden

Zutaten

200 g Mandeln | 1,5 l Wasser

Sieb, Mixer, Passiertuch | Leere Flaschen

Zubereitung

1. Die Mandeln mit Wasser übergießen und in einer Schüssel ca. **9 Stunden** einweichen.
2. Anschließend in ein Sieb geben und mit fließendem Wasser abspülen.
3. Die Mandeln in einen leistungsstarken Mixer geben.
4. Mit 1,5 l frischem Wasser auffüllen.
5. **2-3 Minuten** pürieren, bis eine cremeartige Masse entstanden ist.
6. Die entstandene Masse durch ein Passiertuch geben. Dies immer wieder fest andrücken, um die „Milch" von den Mandeln zu trennen.
7. Außer der Milch entsteht eine trockene Masse, die sich für Smoothies oder zum glutenfreien Backen verwenden lässt.

Nährwerte pro Portion

Kcal	**KH** [g]	**E** [g]	**F** [g]
1224	9	58	102

Tipp: Das Mandelmus ergibt, verfeinert mit einem Schuss Öl, Zimt oder Vanille einen leckeren Brotaufstrich.
Die Mandelmilch hält sich im Kühlschrank 3-4 Tage.

Kokosmilch

Dauer	Portion(en)	Grad
15 Minuten		leicht

Zutaten

200 g Kokosraspeln | 1 l Wasser
Hochleistungsmixer

Zubereitung

1. Das Wasser aufkochen und die Kokosraspeln damit übergießen.
2. Im Mixer ca. **1 Minute** pürieren und danach **10 Minuten** auskühlen lassen.
3. Anschließend die Kokosmilch durch einen Nussmilchbeutel oder ein sauberes Küchentuch geben.
4. In saubere Gläser oder Flaschen abfüllen.

Nährwerte pro Portion

Kcal	**KH** [g]	**E** [g]	**F** [g]
1392	16	14	135

Die Selbstgemachte Kokosmilch ist in der Kühlung ca. 3 Tage haltbar, eignet sich aber auch zum Einfrieren.

Tipp: Die Kokosraspeln können zweimal verwendet werden, danach würde die „Milch" zu wässerig. Allerdings können die Raspeln noch Verwendung finden für Energy-Balls, Kekse, Riegel u.ä.

Frühstück

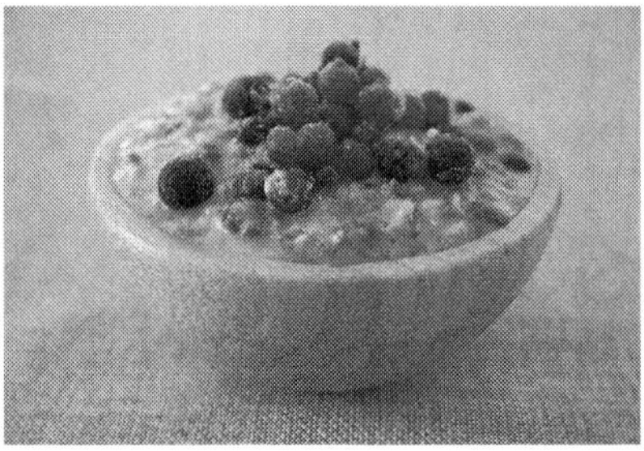

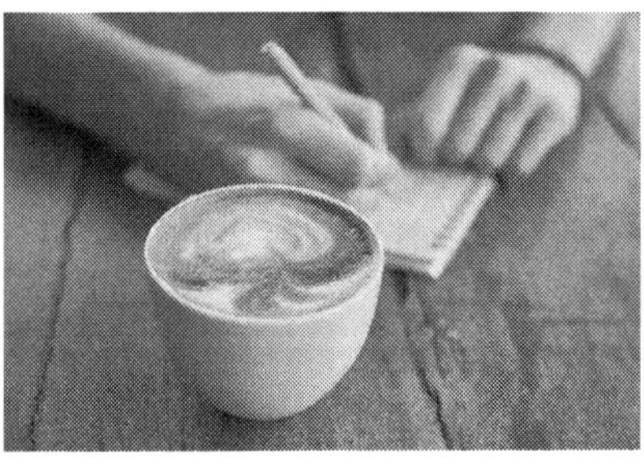

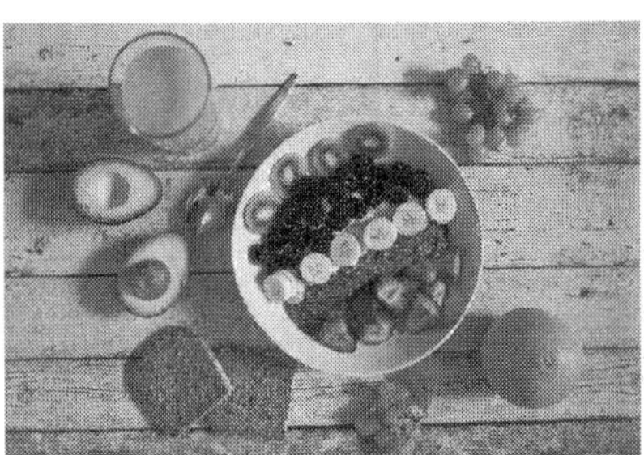

Overnight Oats

Dauer	Portion(en)	Grad
10 Minuten	4	leicht

Ruhezeit: über Nacht

Zutaten

20 g zarte Haferflocken | 1 TL Chiasamen | 20 g veganes Protein | 1 TL Hanfmehl | 300 ml Haferdrink | 10 g gehackte Haselnüsse | 10 g Kakaonibs | 150 g Obst nach Wahl und Saison

Zubereitung

1. Die Haferflocken mit Chiasamen, Proteinpulver, Hafermehl und dem Haferdrink vermischen und über Nacht stehen lassen.
2. Am nächsten Tag in eine Schale füllen und mit Nüssen und Kakaonibs toppen.
3. Dazu frisches Obst und das Frühstück ist fertig.

Nährwerte pro Portion

Kcal	KH [g]	E [g]	F [g]
133	12	7	6

Amaranth-Porridge

Dauer	Portion(en)	Grad
15 Minuten	1	leicht

Zutaten

30 g Amaranth | 10 g Chiasamen | 20 g Leinsamen | 8 g Backkakao | 1 Banane | 200 ml kochendes Wasser | 5 g Kokosraspeln | 5 g Mandeln | 100 g gemischte Beeren

Zubereitung

1. In einer Schüssel den Amaranth mit Chiasamen und Leinsamen vermischen und dann mit dem Wasser übergießen. Nun gut durchrühren und ruhen lassen.
2. Die Beeren inzwischen in einem Topf erhitzen, bis sie eine sämige Konsistenz haben. Die Banane schälen und kleinschneiden.
3. Die Beeren, Banane, Kokosraspeln und Mandeln über das Porridge geben und genießen.

Nährwerte pro Portion

Kcal	KH [g]	E [g]	F [g]
410	35	1	19

Overnight - Lupinen

Dauer	Portion(en)	Grad
15 Minuten	1	leicht

Ruhezeit: über Nacht

Zutaten

85 g Lupinenflocken | 250 ml Mandelmilch | 1 Apfel | 1 TL Zitronensaft | 45 g Walnusskerne | 2 EL Ahornsirup | 1 Msp. Zimtpulver

Zubereitung

1. Die Lupinenflocken mit der Mandelmilch verrühren.
2. Den Apfel schälen und kleinschneiden. Dann mit dem Zitronensaft vermengen. Die Walnüsse hacken.
3. Alle Zutaten vermischen und über Nacht in den Kühlschrank stellen.

Nährwerte pro Portion

Kcal	KH [g]	E [g]	F [g]
410	35	21	19

Cookie-Porridge

Dauer	Portion(en)	Grad
15 Minuten	1	normal

Zutaten

120 g Vollkorn-Haferflocken | 135 g veganer Magerquark | 50 g körniger veganer Frischkäse |140 g frische Erdbeeren | 40 g Mandarinen | 40 g Blaubeeren | 5 g veganes Cookie-Protein | 2 g Zimtpulver | 250 ml Wasser

Zubereitung

1. Die Haferflocken in einem Topf mit dem Wasser aufkochen lassen.
2. Das Obst waschen und ggf. kleinschneiden.
3. Sobald der Haferbrei aufkocht, Zimt zugeben und verrühren.
4. Den Brei auf einen tiefen Teller geben und Magerquark und Frischkäse einrühren. Dann mit dem Cookie-Protein bestreuen.
5. Das Obst unterrühren und alles vor dem Genießen etwas abkühlen lassen.

Nährwerte pro Portion

Kcal	**KH** [g]	**E** [g]	**F** [g]
637	89	40	9

Erdmandel-Porridge

Dauer	Portion(en)	Grad
20 Minuten	2	leicht

Zutaten

10 getrocknete Aprikosen | 8 getrocknete Feigen | 4 EL Hanfsamen | 4 EL Sonnenblumenkerne | 125 g Erdmandelflocken | 45 g Quinoa-Kleie | 45 g Buchweizenflocken | 110 g Lupinenflocken | 45 g Teff-Flocken | 250 ml Mandelmilch

Zubereitung

1. Die Trockenfrüchte sehr klein schneiden.
2. Im Mörser die Hanfsamen und Sonnenblumenkerne zerstoßen.
3. Alle Zutaten in einer Schüssel vermischen.
4. Die Milch erhitzen, zu den anderen Zutaten geben und vermengen. Vor dem Servieren etwa **5-7 Minuten** quellen lassen.

Nährwerte pro Portion

Kcal	**KH** [g]	**E** [g]	**F** [g]
400	56	15	11

Himbeer-Kokos-Porridge

Dauer	Portion(en)	Grad
10 Minuten	1	leicht

Zutaten

30 g Himbeer-Kokos-Proteinpulver | 100 ml Mandelmilch | 1 TL dunkles Mandelmus | 1 HV Himbeeren | 2 TL Kokosflocken

Zubereitung

1. Das Proteinpulver mit der Mandelmilch gut verrühren und **5-7 Minuten** stehen lassen
2. Das Porridge mit Mandelmus, Himbeeren und Kokosflocken garnieren und servieren.

Nährwerte pro Portion

Kcal	**KH** [g]	**E** [g]	**F** [g]
251	4	26	13

Süßer Reis

Dauer	Portion(en)	Grad
10 Minuten	1	leicht

Zutaten

2 reife Bananen | 100 g Rosinen | 125 g Vollkornreis | 500 ml Sojamilch | Puderzucker

Zubereitung

1. Die Bananen schälen und kleinschneiden. Dann mit den Rosinen in eine Schüssel geben.
2. Den Reis nach Packungsanweisung in der Milch kochen. Danach in die Schüssel füllen und vermengen.
3. Den Reis mit Puderzucker bestäuben und genießen.

Nährwerte pro Portion

Kcal	**KH** [g]	**E** [g]	**F** [g]
848	128	25	10

Power-Frühstück

Dauer	Portion(en)	Grad
10 Minuten	1	leicht

Zutaten

75 g Erdmandel-Frühstücksbrei | 250 ml heißes Wasser | 40 g getrocknete Feigen | 35 g Leinsamen | 200 g körniger veganer Frischkäse | 20 g veganes Schoko-Proteinpulver | 10 g Cashewkerne | Zimtpulver

Zubereitung

1. Das Breipulver in einer Schüssel mit dem Wasser übergießen und verrühren. Dann etwa **3-4 Minuten** auskühlen lassen.
2. Die Feigen, Leinsamen, Frischkäse, Proteinpulver und Cashews zugeben und gut verrühren.
3. Mit Zimt abschmecken und genießen.

Nährwerte pro Portion

Kcal	**KH** [g]	**E** [g]	**F** [g]
575	60	45	22

Fettarmes Sportler-Frühstück

Dauer	Portion(en)	Grad
5 Minuten	1	leicht

Zutaten

3 Schb. Vollkorntoast | 3 EL veganer Frischkäse | 3 TL veganer Fruchtaufstrich | 1 Banane

Zubereitung

1. Das Toastbrot im Toaster rösten.
2. Die Scheiben mit Frischkäse bestreichen und den Fruchtaufstrich darauf verteilen.
3. Die Banane schälen und zu den Toasts genießen.

Nährwerte pro Portion

Kcal	**KH** [g]	**E** [g]	**F** [g]
150	20	25	5

Frühstücks-Müsli

Dauer	Portion(en)	Grad
10 Minuten	1	leicht

Zutaten

½ l vegane Buttermilch |2 TL Kokosblütenzucker | 100 g Erdbeeren | 1 Banane | 5 EL kernige Haferflocken

Zubereitung

1. Die Erdbeeren putzen, waschen und kleinschneiden. Die Banane schälen und in kleine Stücke schneiden. Dann beides in eine Schüssel geben.
2. Den Kokosblütenzucker und die Haferflocken zugeben und die Buttermilch darüber gießen.
3. Alles gut verrühren und etwa **5-7 Minuten** stehen lassen.

Nährwerte pro Portion

Kcal	KH [g]	E [g]	F [g]
530	80	25	8

Yofu-Frühstück

Dauer	Portion(en)	Grad
10 Minuten	2	leicht

Zutaten

400 g Sojajoghurt | 20 g veganes Proteinpulver | 20 g gepufferter Amaranth | 1 TL Kakaonibs | 1 TL gehackte Nüsse | 1 TL Kakaopulver | 1 TL Zimtpulver | frisches Obst nach Wahl *(100g)*

Zubereitung

4. Den Joghurt mit Proteinpulver, Amaranth, Kakaonibs und Nüssen vermischen.
5. In eine Schale geben und mit Kakao und Zimt bestreuen. Dann mit frischem Obst servieren.

Nährwerte pro Portion

Kcal	KH [g]	E [g]	F [g]
274	27	20	10

Birnen-Tofu-Müsli

Dauer	Portion(en)	Grad
25 Minuten	2	mittel

Zutaten

85 g Tofu | 300 g Möhren | ½ Banane | 1 Birne | 150 g gekochte Linsen | 15 g Kernemix | 10 g veganes Proteinpulver | 500 ml Buttermilch

Zubereitung

1. Den Tofu in Streifen schneiden. Die Möhren schälen und grob raspeln. Die Banane schälen und klein schneiden. Die Birne fein schälen und kleinschneiden.
2. Alle Zutaten in einer Pfanne mit etwas Öl unter Rühren sehr kurz anbraten.
3. Das Müsli abkühlen lassen, mit der Milch übergießen und genießen.

Nährwerte pro Portion

Kcal	**KH** [g]	**E** [g]	**F** [g]
294	38	18	7

Dinkel-Rosinen-Brötchen mit Shake

Dauer	Portion(en)	Grad
30 Minuten	6	mittel

Zutaten

275 g Dinkel-Vollkornmehl | 60 g Rosinen | 300 ml Wasser | 1 TL Meersalz | ½ TL Anis | ½ TL Koriander | 30 g Sojaprotein

Zubereitung

1. In einer Schüssel das Mehl mit Rosinen, Wasser, Salz, Anis und Koriander gut vermengen.
2. Den Backofen auf 220°C vorheizen.
3. Aus dem Teig nun 6 Brötchen formen und auf ein Backblech setzen. Dann **20-25 Minuten** im Ofen backen.
4. Das Proteinpulver inzwischen mit 275 ml Wasser zu einem Shake verrühren.
5. Die Brötchen mit dem Shake genießen.

Nährwerte pro Portion

Kcal	**KH** [g]	**E** [g]	**F** [g]
209	37	35	2

Lupinenaufstrich

Dauer	Portion(en)	Grad
30 Minuten	4	mittel

Zutaten

150 g Süßlupinen | 2 Zwiebeln | 2 Knoblauchzehen | 1 Stück Ingwer ca. 2 cm | 2 EL Kokosöl | 1 TL Kurkuma | 1 TL Zitronenpfeffer | 175 ml Gemüsebrühe | 3 EL Kokoscreme

Zubereitung

1. Die Zwiebeln, Knoblauch und Ingwer schälen. Die Zwiebeln fein hacken, das Ingwerstück reiben und die Knoblauchzehen pressen. Die Zwiebeln, den Ingwer und den Knoblauch im Kokosöl für etwa **1 Minute** andünsten.
2. Den Kurkuma einrühren und mit der Gemüsebrühe ablöschen. Den Zitronenpfeffer und die Lupinen dazugeben, kurz aufkochen und auf der ausgeschalteten Herdplatte **20 Minuten** quellen lassen.
3. Nach dem Quellen abkühlen lassen. Mit Salz und Pfeffer abschmecken.
4. Nach dem Abkühlen zusammen mit der Kokoscreme in den Mixer und diesen laufen lassen, bis die gewünschte Konsistenz erreicht ist.

Nährwerte pro Portion

Kcal	**KH** [g]	**E** [g]	**F** [g]
184	4	17	11

Gemüseaufstrich auf Vollkornbrot

Dauer	Portion(en)	Grad
5 Minuten	1	mittel

Zutaten für 1 Portion

2 Schb. Vollkornbrot | 200 g veganer Frischkäse | 50 g Möhren | 50 g rote Paprika | 50 g Salatgurke | 50 g Tomaten | 1 TL Schnittlauch | 1 TL Petersilie | 1 TL Dill | Meersalz | Pfeffer

Zubereitung

1. Das Gemüse waschen und klein würfeln. Dann alles mit dem Frischkäse im Mixer oder mit dem Stabmixer zu einer Creme mixen.
2. Den Schnittlauch, Petersilie und Dill fein hacken und unterrühren.
3. Die Brotscheiben mit dem Aufstrich bestreichen und genießen.

Nährwerte pro Portion

Kcal	**KH** [g]	**E** [g]	**F** [g]
303	6	30	28

Rührtofu

Dauer	Portion(en)	Grad
15 Minuten	2	leicht

Zutaten

100 g Tofu | 100 g Räuchertofu | 1 Zwiebel | 1 Tomate | frische Kräuter und Obst nach Wahl

Zubereitung

1. Die Zwiebel schälen und klein schneiden. Dann in einer Pfanne mit etwas Fett glasig andünsten.
2. Die Tomate waschen, entkernen und kleinschneiden.
3. Den Tofu, Räuchertofu, Zwiebel, Tomate und Kräuter in einer Schale vermengen und mit frischem Obst servieren.

Nährwerte pro Portion

Kcal	**KH** [g]	**E** [g]	**F** [g]
135	4	14	7

Linsenrührei

Dauer	Portion(en)	Grad
15 Minuten	1	leicht

Zutaten

Linsen aus der Dose *(200 g)* | 100 g Tofu | 1EL Rapsöl | Gewürze und Salz nach Bedarf

Zubereitung

1. Am Morgen die Bratpfanne auf den Herd stellen und stark erhitzen, Linsen mit dem Wasser hineingeben und das Wasser verdampfen lassen.
2. Den Tofu in der Zwischenzeit in kleine Stücke zerschneiden. An die trockenen Linsen kommt etwas Öl und Salz. Anschließend Tofu zugeben und wie ein Rührei fertigbraten.

Nährwerte pro Portion

Kcal	**KH** [g]	**E** [g]	**F** [g]
475	39	35	18

Frucht-Quark

Dauer	Portion(en)	Grad
20 Minuten	4	leicht

Zutaten

4 EL Sojamilch | 800 g veganer Magerquark | 2 EL Rohrzucker | 1 Pck. Vanillezucker | 125 g weiße Trauben | 1 reife Banane | 1 EL Zitronensaft

Zubereitung

1. Die Milch mit dem Quark in eine Schüssel geben und dann den Zucker und Vanillezucker einrühren.
2. Die Trauben halbieren und entkernen.
3. Die Banane schälen und kleinschneiden. Dann mit Zitronensaft beträufeln.
4. Die Früchte in den Quark rühren und gut vermengen.

Nährwerte pro Portion

Kcal	**KH** [g]	**E** [g]	**F** [g]
225	33	28	3

Früchte-Protein-Mix

Dauer	Portion(en)	Grad
5 Minuten	1	leicht

Zutaten

200 ml Mandelmilch | 150 g Beeren-Mix | 150 g veganer Naturjoghurt | 30 g veganes Proteinpulver

Zubereitung

1. Die Beeren waschen, verlesen und mit den anderen Zutaten in ein hohes Gefäß geben.
2. Alles mit dem Stabmixer fein pürieren.
3. Für mehr Kohlenhydrate können noch Haferflocken zugegeben werden.

Nährwerte pro Portion

Kcal	**KH** [g]	**E** [g]	**F** [g]
450	10	40	50

Fitness-Obstsalat

Dauer	Portion(en)	Grad
10 Minuten	1	leicht

Zutaten

300 g frische Ananas | ½ Zitrone | 1 Papaya | 45 g Mandeln | 25 g Sonnenblumenkerne

Zubereitung

1. Das Ananas-Fruchtfleisch kleinschneiden. Die Papaya schälen, entkernen und das Fruchtfleisch zerkleinern. Beides in eine Schüssel geben.
2. Die Zitrone halbieren und über dem Obst auspressen. Dann alles vermengen.
3. Vor dem Servieren die Mandeln und Sonnenblumenkerne untermischen.

Nährwerte pro Portion

Kcal	**KH** [g]	**E** [g]	**F** [g]
398	35	10	20

Energie Shake

Dauer	Portion(en)	Grad
5 Minuten	1	leicht

Zutaten

40 g Haferflocken | 200 ml Mandelmilch | 50 g Brombeeren | 2 EL Sojajoghurt | 30 g Sojaprotein

Zubereitung

1. Alle Zutaten in einen Standmixer geben und fein pürieren.

Nährwerte pro Portion

Kcal	**KH** [g]	**E** [g]	**F** [g]
322	29	32	7

Energie-Smoothie

Dauer	Portion(en)	Grad
10 Minuten	1	leicht

Zutaten

25 g Banane | 100 g Wassermelone | 10 g Ingwer | 100 g Brokkoli | 5 g Spirulina | 5 g Ashwagandha | 1 Prise Pfeffer und Chili | 25 g Erbsenprotein | ½ g Kurkuma

Zubereitung

1. Die Banane schälen und kleinschneiden. Die Wassermelone grob würfeln. Den Ingwer schälen und klein würfeln. Den Brokkoli in Röschen zerteilen.
2. Alle Zutaten in einem Mixer oder mit dem Stabmixer gut pürieren. Dann in ein Glas umfüllen und genießen.

Nährwerte pro Portion

Kcal	KH [g]	E [g]	F [g]
190	18	28	1

Hinweis: Ashwagandha ist eine Heilpflanze der indischen Heilkunde Ayurveda. Ashwagandha wird auch als Schlafbeere, Indischer Ginseng oder Winterkirsche bezeichnet.

Soja-Protein-Shake

Dauer	Portion(en)	Grad
10 Minuten	1	leicht

Zutaten

½ l Sojamilch | 4 EL Sojaprotein | 2 Bananen | 35 g kernige Haferflocken

Zubereitung

1. Die Bananen schälen und kleinschneiden.
2. Alle Zutaten in einem Mixer kräftig vermischen.

Nährwerte pro Portion

Kcal	KH [g]	E [g]	F [g]
650	40	70	25

Früchte-Shake

Dauer	Portion(en)	Grad
10 Minuten	1	leicht

Zutaten für 1 Portion

2 reife Bananen | 100 g frische Erdbeeren | ½ l vegane Buttermilch | 45 g zarte Haferflocken

Zubereitung

1. Die Bananen schälen und in Scheiben schneiden. Die Erdbeeren waschen und kleinschneiden.
2. Alle Zutaten in einem hohen Gefäß mit dem Stabmixer zerkleinern.
3. Den Shake in ein großes Glas füllen und genießen.

Nährwerte pro Portion

Kcal	**KH** [g]	**E** [g]	**F** [g]
502	80	25	5

Pfirsich-Mandarinen-Drink

Dauer	Portion(en)	Grad
10 Minuten	1	leicht

Zutaten

1 Pfirsich | 1 Mandarine | 1 Orange | 150 ml Kokosmilch | 30 ml Kokossirup

Zubereitung

1. Die Früchte schälen, zerteilen und entkernen. Dann alles in den Entsafter geben oder gut auspressen.
2. Die Säfte mit Kokosmilch und Kokossirup in einem hohen Gefäß mit dem Stabmixer gut vermischen.

Nährwerte pro Portion

Kcal	**KH** [g]	**E** [g]	**F** [g]
250	50	3	1

Vital - Smoothie

Dauer	Portion(en)	Grad
10 Minuten	1	leicht

Zutaten

75 ml Kokosmilch | 150 g Spinat (tiefgekühlt) | 1 reife Bananen | 1 Birne | 5 g Weizengraspulver | 30ml Zitronensaft | 30 g Lupinenprotein oder Lupinenmehl | 10 g Chiasamen | Zubereitung

Zubereitung

1. Alle Zutaten bis auf die Chiasamen kommen für ca. **45 Sekunden** in den Mixer. Danach werden die Chiasamen hinzugefügt.

Durch die Chiasamen, die im Smoothie aufquellen, entsteht zusätzlich noch ein starkes Sättigungsgefühl, sodass Sie von Heißhungerattacken verschont bleiben.

Nährwerte pro Portion

Kcal	**KH** [g]	**E** [g]	**F** [g]
461	40	22	22

Frucht-Shake

Dauer	Portion(en)	Grad
10 Minuten	1	leicht

Zutaten

1 Apfel | 1 Birne | 120 g helle Weintrauben | 1 Schb. Ananas | 3 Eiswürfel | 40 ml Aloe Vera-Saft

Zubereitung

1. Den Apfel und die Birne schälen und entkernen. Die Weintrauben gut waschen. Die Ananas klein würfeln.
2. Alle Früchte im Entsafter entsaften. Den Saft in ein Glas geben und den Aloe Vera-Saft einrühren.
3. Die Eiswürfel zufügen und genießen.

Nährwerte pro Portion

Kcal	**KH** [g]	**E** [g]	**F** [g]
230	50	3	2

Vorspeisen

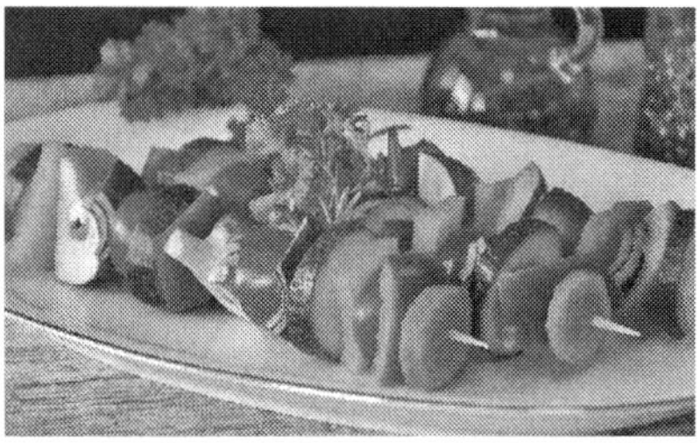

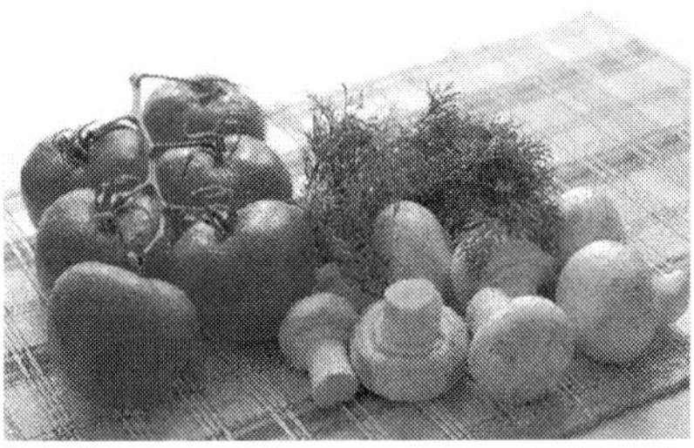

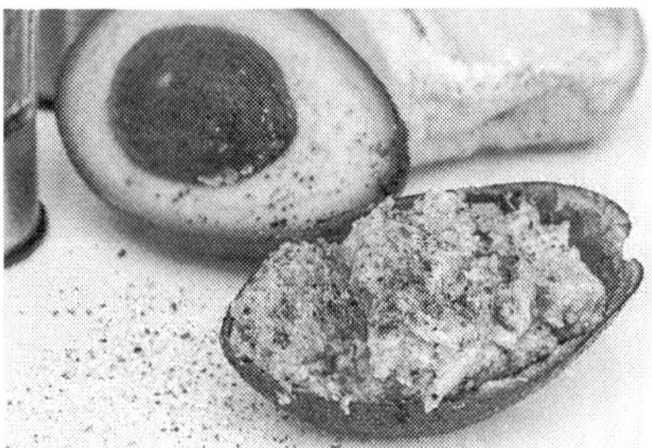

Super-Bowl

Dauer	Portion(en)	Grad
20 Minuten	2	leicht

Zutaten

200 g Vollkornreis | ½ Avocado | 120 g Feldsalat | 120 g kleine Champignons | ½ Paprikaschote | 200 g Nuss-Mandel-Tofu | Meersalz | Pfeffer | Chilipulver

Zubereitung

1. Den Reis nach Packungsanweisung bissfest garen.
2. Das Gemüse, den Salat, die Avocado und den Tofu klein- bzw. in Scheiben schneiden.
3. Alle Zutaten in einer Schüssel anrichten und mit den Gewürzen abschmecken.

Nährwerte pro Portion

Kcal	**KH** [g]	**E** [g]	**F** [g]
718	98	33	23

Zoodle-Salat

Dauer	Portion(en)	Grad
25 Minuten	2	leicht

Zutaten

2 Zucchini | 200 g Cherrytomaten | 1 Avocado | 1 rote Chilischote | 100 g getrocknete Tomaten in Öl | 2 EL Limettensaft | Meersalz, Pfeffer | 30 g Pinienkerne

Zubereitung

1. Die Zucchini waschen und mit dem Spiralschneider zu Spaghetti hobeln. Dann mit kochendem Wasser überbrühen und **2 Minuten** ziehen lassen. Danach abgießen und auskühlen lassen.
2. Die Cherrytomaten waschen und halbieren. Die Avocado schälen, halbieren und entsteinen. Eine Hälfte in Würfel schneiden und mit 1 EL Limettensaft vermischen. Die Chilischote klein hacken. Die getrockneten Tomaten klein schneiden.
3. In einer Schüssel die übrige Avocado und den restlichen Limettensaft mit dem Stabmixer pürieren. Die Chili unterrühren und alles mit Salz und Pfeffer abschmecken.
4. Die Pinienkerne ohne Fett in einer kleinen Pfanne rösten.
5. Die Zoodles auf Teller verteilen und die Avocadocreme darüber geben. Mit Avocados, Tomaten und Pinienkernen bestreuen und servieren.

Nährwerte pro Portion

Kcal	KH [g]	E [g]	F [g]
353	24	11	23

Schneller Bohnensalat

Dauer	Portion(en)	Grad
30 Minuten	2	leicht

Zutaten

100g Feldsalat | 50 g Spinat | 2 Möhren | 1 rote Paprikaschote | 1 Apfel | 2 Tomaten | 60 g Kidneybohnen | 15 g Kernemix | 50 g geräucherter Tofu | 50 g braune Champignons

Zubereitung

1. Das gesamte Gemüse waschen. Die Möhren schälen. Die Paprika entkernen. Den Apfel schälen und das Kerngehäuse entfernen. Die Tomaten halbieren und entkernen. Dann alles kleinschneiden.
2. Die Kidneybohnen abspülen und gut abtropfen lassen.
3. Den Tofu und die Champignons klein schneiden. Dann beides in einer Pfanne mit etwas Fett anbraten.
4. Die übrigen Zutaten inzwischen mit einem Dressing nach Wahl vermengen und auf 2 Teller verteilen. Die Pilze und den Tofu darüber geben und servieren.

Nährwerte pro Portion

Kcal	KH [g]	E [g]	F [g]
190	17	12	8

Bohnensalat

Dauer	Portion(en)	Grad
20 Minuten	2	leicht

Ruhezeit: 1 Stunde

Zutaten

1 Dose weiße Bohnen | 1 rote Zwiebel | 1 ½ Äpfel | 1 Orange | 4 EL Olivenöl | 1 ½ EL Weißweinessig | 2 TL Senf | ½ HV Thymian | Prise Salz und Pfeffer
Zubereitung

Zubereitung

1. Die weißen Bohnen mit Wasser waschen, abtropfen lassen und in eine Salatschüssel geben.
2. Die Äpfel klein schneiden, die Orange filetieren und klein schneiden. Dann die rote Zwiebel in Würfel schneiden und alles zusammen mit dem Thymian in die Salatschüssel geben und vermischen.
3. Die Salatsoße in einer separaten Schüssel anrühren. Mit einem Schneebesen Öl, Essig, Senf, Salz und Pfeffer zu einer glatten Soße verrühren und anschließend über den Salat gießen. Gut umrühren und danach **1 Stunde** ziehen lassen.

Nährwerte pro Portion

Kcal	**KH** [g]	**E** [g]	**F** [g]
216	35	9	2

Couscous-Salat mit Dip

Dauer	Portion(en)	Grad
30 Minuten	1	mittel

Zutaten

60 g Couscous | 2 Tomaten | 1 kleine Zwiebel | 1 EL Minze | 1 EL Koriander | 2 EL Granatapfelkerne | 1 EL Zitronensaft | 1 EL Olivenöl | Meersalz | Pfeffer | Chilipulver | 160 g Sojajoghurt

Zubereitung

1. Den Couscous nach Packungsanweisung mit heißem Wasser überbrühen und quellen lassen.
2. Die Tomaten würfeln. Die Zwiebel schälen und in kleine Würfel schneiden. Die Kräuter waschen und fein hacken. Dann alles in einer kleinen Schale mit den Granatapfelkernen, Zitronensaft und Öl vermischen.
3. Die Mischung nun unter das Couscous rühren und mit den Gewürzen abschmecken.
4. Den Joghurt mit etwas Zitronensaft, Salz, Pfeffer und Chili würzen und zum Couscous reichen.

Nährwerte pro Portion

Kcal	**KH** [g]	**E** [g]	**F** [g]
262	24	10	13

Mozzarella-Paprika-Salat

Dauer	Portion(en)	Grad
15 Minuten	1	mittel

Zutaten

1 gelbe Paprika | 1 rote Paprika | 5 Blatt Basilikum | 3 Kugeln veganer Mozzarella | 200 g Champignons | 4 EL Balsamico | Meersalz | Pfeffer | 3 EL Olivenöl

Zubereitung

1. Den Backofen auf 200°C vorheizen.
2. Die Paprika halbieren, entkernen und in feine Streifen schneiden. Die Streifen auf ein Backblech legen. Nun salzen, pfeffern und mit 2 EL Olivenöl beträufeln. Dann **10 Minuten** garen.
3. Die Pilze inzwischen vierteln und in einer Pfanne mit dem übrigen Öl braten.
4. Die Paprika nach der Garzeit abkühlen lassen. Den Mozzarella in Scheiben schneiden.
5. Die Paprika, Pilze und Mozzarella auf einem Teller anrichten und mit Balsamico beträufeln. Dann die Basilikumblätter darauf verteilen und servieren.

Nährwerte pro Portion

Kcal	KH [g]	E [g]	F [g]
310	12	8	29

Curry-Reissalat

Dauer	Portion(en)	Grad
10 Minuten	2	leicht

Zutaten

80 g Vollkornreis | 1 Zitrone | 2 TL Currypulver | 1 rote Paprika | 2 Äpfel | 2 Bananen | 1 EL Ketchup | ½ Tasse vegane Sahne | Petersilie | Meersalz

Zubereitung

1. Den Reis nach Packungsanweisung in Salzwasser kochen. Danach in einem Sieb abtropfen lassen.
2. Die Zitrone halbieren und auspressen. Die Paprika halbieren, entkernen und würfeln. Die Äpfel schälen, entkernen und klein würfeln. Die Bananen schälen und in kleine Würfel schneiden. Die Petersilie waschen und fein hacken.
3. Den Reis in eine Schüssel füllen und mit Zitronensaft, Curry und Salz kräftig würzen. Nun Paprika, Äpfel und Bananen zugeben und gut vermengen.
4. Den Ketchup, Sahne und Petersilie untermischen und servieren.

Nährwerte pro Portion

Kcal	KH [g]	E [g]	F [g]
404	81	6	5

Kichererbsen Sellerie Salat

Dauer	Portion(en)	Grad
20 Minuten	4	leicht

Zutaten

2 Dosen Kichererbsen je ca. 480 g | 4 Stangen Staudensellerie | ½ Bund Lauchzwiebeln | 1 Bund Petersilie *(glatt)* | 4 EL Rapsöl, ½ Zitronen *(Saft und Abrieb)* | ½ Avocado | 5 kleine Tomaten | nach Bedarf Salz und Pfeffer | Kreuzkümmelpulver | optional getrocknete Chiliflocken

Zubereitung

1. Die Kichererbsen kurz abspülen, abtropfen lassen und in eine große Schüssel geben. Staudensellerie, Lauchzwiebeln und Tomaten waschen, putzen und in kleine Stücke schneiden. Die Petersilie ebenfalls waschen und klein schneiden. Alles mit in die Schüssel geben.
2. Die Zitrone waschen, gut trocknen und ca. ½ TL Schale abreiben. Eine Hälfte der Zitrone auspressen. Den Saft und die Schale zusammen mit dem Rapsöl ebenfalls in die Schüssel geben. Mit Salz, Pfeffer und dem gemahlenen Kreuzkümmel abschmecken. Wer es etwas schärfer mag, kann auch Chiliflocken hinzufügen. Alles gut vermengen.
3. Die Avocado in Stücke schneiden und ebenfalls untermischen, da diese bei zu viel Rühren aufgrund ihrer weichen Konsistenz gerne mal zergeht.

Nährwerte pro Portion

Kcal	**KH** [g]	**E** [g]	**F** [g]
430	37	17	19

Mittelmeer-Nudelsalat

Dauer	Portion(en)	Grad
25 Minuten	3	leicht

Zutaten

250 g Kichererbsen-Nudeln | 30 g Cocktail-Tomaten | 6 getrocknete Tomaten | 40 g Cashewkerne | 250 g Rucola | 50 g Tomaten | 20 g eingelegte Tomaten | 50 ml Öl von den eingelegten Tomaten | 1 HV Basilikum | ¼ TL Salz | 1 TL Limettensaft

Zubereitung

1. Aus dem Cocktail - Tomaten, eingelegten Tomaten, Tomatenöl, 20 g Cashewkernen, Basilikum, Salz und Limettensaft im Mixer ein Pesto mischen.
2. Die Nudeln in Salzwasser etwa **5 Minuten** kochen, abgießen und abschrecken.
3. Die Cocktail-Tomaten halbieren. Die übrigen Cashews fein hacken und in einer fettfreien Pfanne anrösten. Den Rucola gründlich waschen.
4. Alle Zutaten in einer großen Schüssel vorsichtig vermengen und servieren.

Nährwerte pro Portion

Kcal	**KH** [g]	**E** [g]	**F** [g]
573	45	19	27

Superfood-Salat

Dauer	Portion(en)	Grad
15 Minuten	2	leicht

Zutaten

200 g Konjak-Reis | 150 g Tofu | 1 TL Kokosöl | ½ TL Baobab-Pulver | ½ TL Chilipulver | 4 Stangen grüner Spargel | 50 g Feldsalat | Radicchio-Blätter | 10 g Walnusskerne | 1 EL Hanföl | Zitronensaft | ½ TL Hagebuttenpulver | Meersalz | Pfeffer | 1 TL Chiasamen

Zubereitung

1. Den Reis in einem Sieb gründlich abspülen, abtropfen lassen und in kochendem Wasser etwa **2 Minuten** aufkochen.
2. In einer Schüssel Baobab, Chili und 1 Prise Salz mischen. Den Tofu würfeln und in den Gewürzen wälzen.
3. In einer Pfanne das Kokosöl erhitzen und den Tofu knusprig anbraten. Aus der Pfanne nehmen und zur Seite stellen.
4. Den Spargel in etwa 1 cm große Stücke schneiden. Den Feldsalat und Radicchio grob hacken. Die Walnüsse hacken.
5. Aus Hanföl, Zitronensaft, Hagebuttenpulver, Salz und Pfeffer ein Dressing verrühren.
6. Alle Salatzutaten in einer Schüssel vermengen, dann auf den Teller verteilen und mit Chiasamen bestreuen.

Nährwerte pro Portion

Kcal	**KH** [g]	**E** [g]	**F** [g]
248	15	8	14

Wintersalat

Dauer	Portion(en)	Grad
20 Minuten	2	mittel

Zutaten

100 g Feldsalat | 65 g Rauke-Salat | 1 kleiner Radicchio | 1 Granatapfel | 100 g Champignons | 2 EL Radieschensprossen | 2 EL Balsamico | 1 TL Ahornsirup | 1 EL Olivenöl | 1 EL Walnussöl | Meersalz | Pfeffer

Zubereitung

1. Den Feldsalat, Rauke-Salat und Radicchio waschen, trockenschütteln und in Stücke zerrupfen. Den Granatapfel öffnen und die Kerne auslösen. Die Pilze putzen und in dünne Scheiben schneiden. Die Sprossen waschen und abtropfen lassen.
2. Den Balsamico, Ahornsirup, Salz und Pfeffer mischen und die Öle nach und nach unterziehen.
3. Die Salate mit Granatapfelkernen auf Tellern anrichten und das Dressing darüber träufeln.

Nährwerte pro Portion

Kcal	**KH** [g]	**E** [g]	**F** [g]
162	14	4	11

Wildreis-Salat

Dauer	Portion(en)	Grad
15 Minuten	1	mittel

Ruhezeit: 1-2 Stunden

Zutaten

85 g Wildreis | 40 g Sojaflocken | 1 Ds. Mais | 1 rote Paprika | 140 g Eisbergsalat | 1 Möhre | 1 Stange Porree | 1 EL Olivenöl | Meersalz | Pfeffer | Currypulver

Zubereitung

1. Den Reis nach Packungsanweisung kochen.
2. Die Paprika, den Eisbergsalat, die Möhre und den Porree waschen und klein würfeln.
3. Den gegarten Reis mit dem Gemüse und den Sojaflocken in eine Schüssel geben. Nun Öl und Gewürze zugeben, gut vermengen und etwa **1-2 Stunden** im Kühlschrank durchziehen lassen.

Nährwerte pro Portion

Kcal	KH [g]	E [g]	F [g]
450	75	30	13

Tomaten-Linsen-Salat

Dauer	Portion(en)	Grad
10 Minuten	2	leicht

Zutaten

125 g Linsen | 5. frische Tomaten | 1 Knoblauchzehe | 1 ½ Zwiebeln | 450 ml Gemüsebrühe | Prise Salz und Pfeffer | Zitronensaft | 3 EL Olivenöl

Zubereitung

1. Die Linsen gemeinsam mit der Gemüsebrühe für etwa **5 Minuten** kochen und anschließend abgießen.
2. Die Tomaten und Zwiebeln klein schneiden und die Knoblauchzehe klein hacken.
3. Für das Dressing werden Zitronensaft, Olivenöl, Pfeffer und Salz miteinander vermischt und die Knoblauchzehen dazugegeben.
4. Die lauwarmen Linsen mit den obengenannten Zutaten zusammen verrühren.

Nährwerte pro Portion

Kcal	KH [g]	E [g]	F [g]
332	18	18	11

Couscous Linsen Curry Salat

Dauer	Portion(en)	Grad
40 Minuten	1	mittel

Zutaten

100 g Couscous | Salz | 1 TL Currypulver | 1 EL Rapsöl | 50 g grüne Linsen | 2 Lauchzwiebeln | 2 EL Apfelessig | Saft von einer Zitrone | 1 TL Gemüsebrühpulver | Salz und Pfeffer | Chili nach Bedarf

Zubereitung

1. Für den Couscous das Wasser, Salz, Currypulver und das Öl in einen Topf geben und aufkochen. Den Couscous dazugeben, alles umrühren und bei geschlossenem Deckel kurz aufkochen.
2. Den Herd auf die niedrigste Stufe stellen, immer mal wieder umrühren und gegebenenfalls Wasser nachgießen. Alles solange garen bis das Wasser aufgesogen und der Couscous gar bzw. al dente ist.
3. Die Linsen in der Zwischenzeit mit dem Wasser bei mittlerer Hitze kochen, bis die Linsen gar und das Wasser aufgesogen ist. Gegebenenfalls bei der Zubereitung etwas mehr Wasser dazugeben.
4. Den Couscous, die gekochten Linsen und die Lauchzwiebeln in eine Schüssel geben und mit dem Apfelessig, Zitronensaft, Gemüsebrühpulver, Salz, Pfeffer und Chili abschmecken. Falls es Ihnen noch zu trocken ist etwas warmes Wasser oder Öl dazugeben.

Nährwerte pro Portion

Kcal	**KH** [g]	**E** [g]	**F** [g]
602	96	25	11

Kartoffelsalat mit Linsen

Dauer	Portion(en)	Grad
60 Minuten	4	mittel

Ruhezeit: 30 Minuten

Zutaten

500 ml Gemüsebrühe | 150 g Linsen | 500 g Kartoffeln | 1 Bund Lauchzwiebel | 4 EL Öl deiner Wahl | 3 EL Essig | Salz und Pfeffer Zubereitung

Zubereitung

1. Die Hälfte der Gemüsebrühe aufkochen und die Linsen dazugeben. Bei niedriger Hitze **25-30 Minuten** kochen lassen. Danach die Linsen durch ein Sieb abgießen.
2. Die Kartoffeln in der Zwischenzeit schälen und in Scheiben schneiden und anschließend kochen.
3. Die Frühlingszwiebeln waschen, in dünne Ringe schneiden und in heißem Öl glasig langsam dünsten.
4. Den Rest der Brühe zu den Frühlingszwiebeln hinzugeben und aufkochen lassen. Dann den Essig unterrühren. Aufkochen und vom Herd nehmen.
5. Die Kartoffelscheiben hineingeben und die Linsen untermischen. Nun **30 Minuten** ziehen lassen.
6. Anschließend mit Pfeffer und Salz würzen

Nährwerte pro Portion

Kcal	**KH** [g]	**E** [g]	**F** [g]
266	39	13	5

Falafel

Dauer	Portion(en)	Grad
25 Minuten	4	mittel

Zutaten

120 g Kichererbsenmehl | ½ TL Kreuzkümmel | 1 EL frisch gehakte Petersilie | 1 gehackte Schalotte | 2 Knoblauchzehen | 1 TL Backpulver | 1 TL Salz | 200 ml kochendes Wasser | 1 TL Rapsöl | ½ TL Zitronensaft | etwas Rapsöl zum Braten

Zubereitung

1. Alle trockenen und frischen Zutaten gründlich miteinander mischen. Kochendes Wasser zugießen, ab ca. 120 ml langsamer gießen und gleichzeitig intensiv rühren. Etwa **10 min** stehen lassen, bis der Teig eingedickt ist. *(Die Wassermenge ist sehr vom Mehl abhängig. Sollte der Teig zu fest sein, noch etwas Wasser hinzugeben und sollte er zu flüssig sein etwas mehr Mehl hinzufügen)*
2. Das Rapsöl und Zitronensaft untermischen.
3. Mit feuchten Händen flache Falafel formen.
4. Eine Pfanne auf mittlere Hitze erhitzen, Rapsöl hineingeben und nacheinander die Falafel zugedeckt braten. *(Möglichst nur einmal wenden)*

Nährwerte pro Portion

Kcal	**KH** [g]	**E** [g]	**F** [g]
475	54	22	18

Linsenbrei

Dauer	Portion(en)	Grad
20 Minuten	1	leicht

Zutaten

150 g Linsen | 400 ml Wasser | 1 TL Meersalz | 1 EL Rapsöl | 2 Zwiebeln | 3 Knoblauchzehen | 1 EL Tomatenmark *(scharf oder würzig)* | 1 TL Kreuzkümmel | etwas Pfeffer aus der Mühle | 1 EL Himbeerbalsamico

Zubereitung

1. Die Linsen waschen und in der doppelten Menge Wasser kochen, bis die Flüssigkeit fast aufgesogen ist. Anschließend salzen.
2. Die Zwiebeln und Knoblauchzehen klein hacken.
3. In einer Pfanne die gehackten Zwiebeln und Knoblauchzehen in Rapsöl anbraten, Tomatenmark dazu geben und unter weiterem Rühren rösten. Dann den Linsenbrei in die Pfanne geben und unter Rühren mitrösten lassen.
4. Mit Pfeffer, Salz, Kreuzkümmel und Himbeerbalsamico abschmecken.

Kann auch lauwarm oder kalt gegessen werden. Dazu passt Tomatensalat.

Nährwerte pro Portion

Kcal	**KH** [g]	**E** [g]	**F** [g]
591	77	35	11

Gebratener Mangold

Dauer	Portion(en)	Grad
45 Minuten	2	mittel

Zutaten

2 Lauchzwiebeln | 200 g veganer Schafskäseersatz | 2 TL grüner Pfeffer | Sojasoße | 1 Zwiebel | 2 Knoblauchzehen | 500 g Mangold | 45 g Pinienkerne | Meersalz | Pfeffer | Alufolie

Zubereitung

1. Den Backofen auf 200°C vorheizen.
2. Die Lauchzwiebeln putzen und in feine Ringe schneiden.
3. 2 Stücke Alufolie ausbreiten. Den Käseersatz halbieren und auf die Folien geben. Dann die Folien nach oben falten und grünen Pfeffer, Lauchzwiebeln und je 1 TL Sojasoße auf den Käse geben. Die Folien verschließen und **20 Minuten** im Ofen backen.
4. Die Zwiebeln und Knoblauch schälen und hacken.
5. Den Mangold waschen und die Strünke in Scheiben schneiden. Dann in einem Kochtopf solange erhitzen, bis er einfällt. Nun Zwiebeln und Knoblauch zugeben und alles etwa **10-12 Minuten** dünsten lassen. Kräftig salzen und pfeffern.
6. Die Pinienkerne in einer fettfreien Pfanne goldbraun rösten. Die Kerne über den Mangold streuen und mit etwas Öl beträufeln.
7. Den Käse aus der Folie nehmen und auf dem Mangold anrichten.

Nährwerte pro Portion

Kcal	**KH** [g]	**E** [g]	**F** [g]
263	6	14	18

Pilz-Cremesuppe

Dauer	Portion(en)	Grad
30 Minuten	2	mittel

Zutaten

200 ml Gemüsebrühe | 1 Lauchzwiebel | Meersalz | Pfeffer | 130 g Champignons | 1 Chilischote | 50 ml Sojamilch | 1 EL Rapsöl | 2 große Kartoffeln

Zubereitung

1. Die Kartoffeln schälen und fein würfeln. Die Pilze putzen und fein schneiden. Die Lauchzwiebel in feine Ringe schneiden. Die Chilischote fein hacken.
2. In einer Pfanne das Öl erhitzen und Kartoffeln, Zwiebeln und Chili etwa **5-6 Minuten** dünsten lassen. Dann die Pilze zufügen und **2-3 Minuten** mitbraten.
3. Die Brühe und Sojamilch angießen und die Suppe abschmecken. Dann etwa **15 Minuten** köcheln lassen.
4. Die Suppe nun mit dem Stabmixer fein pürieren und mit den Zwiebelringen servieren.

Nährwerte pro Portion

Kcal	**KH** [g]	**E** [g]	**F** [g]
140	12	5	8

Erbsensuppe

Dauer	Portion(en)	Grad
3,5 Stunden	4	leicht

Ruhezeit: 3 Stunden

Zutaten

300 g getrocknete Schälerbsen | 3 Möhren | 250 g Kartoffeln | 75 g Perlgraupen | 1 Zwiebel | 1 Lorbeerblatt | 3 Knoblauchzehen | 3 EL gehackte frische Petersilie | Prise Salz und Pfeffer | 2 EL Rapsöl

Zubereitung

1. Das Öl in einen großen Suppentopf geben und bei mittlerer Temperatur erhitzen. Die Zwiebel und Knoblauch in kleine Würfel schneiden und gemeinsam mit den Lorbeerblatt etwa für **5 Minuten** dazu geben, bis die Zwiebelwürfel glasig sind.
2. Die Erbsen, Perlgraupen und Wasser hinzufügen und gut verrühren. Kurz aufkochen, die Temperatur verringern und **2 Stunden** köcheln lassen, dabei immer wieder umrühren.
3. Die Möhren, Sellerie, Kartoffeln und Petersilie in der Zwischenzeit waschen, klein schneiden und zur Seite stellen.
4. Wenn die **2 Stunden** vorüber sind, können Möhren, Sellerie, Kartoffeln, Petersilie, Salz und Pfeffer zu dem Rest hinzugefügt werden. Dann noch **1 Stunde** köcheln lassen, bis die Erbsen und das Gemüse weich werden.

Nährwerte pro Portion

Kcal	**KH** [g]	**E** [g]	**F** [g]
363	69	19	2

Linsen-Kokossuppe

Dauer	Portion(en)	Grad
40 Minuten	1	leicht

Zutaten

200 g rote Linsen | 1 ½ Zwiebeln | 1 Knoblauchzehe | 1 Stange Sellerie | 1 rote Paprikaschote | 1 große Möhre | 2 EL Rapsöl | Ingwerwurzel ca. 2cm | 2 TL Currypulver | 650 ml Gemüsebrühe | 450 ml Kokosmilch | 1 ½ EL Limettensaft

Zubereitung

1. Die Zwiebeln und den Knoblauch schälen und klein würfeln. Die Paprika, Möhre, Ingwer und Staudensellerie waschen und klein schneiden.
2. Das Öl im Topf erhitzen und Ingwer, Zwiebel, Knoblauch und das Currypulver darin etwa **1 Minute** andünsten.
3. Die Linsen in einem Sieb waschen, abtropfen lassen und mit Paprika, Sellerie und Möhre zu Ingwer, Zwiebel, Knoblauch und das Currypulver in den Topf geben.
4. Die Gemüsebrühe und Kokosmilch dazu gießen und aufkochen. Etwa **25 Minuten** leicht köcheln lassen, bis die Linsen zerfallen und das Gemüse weich ist. Die Suppe nun pürieren und durch ein Sieb fein passieren.
5. Mit Limettensaft, Salz und Cayennepfeffer abschmecken.

Nährwerte pro Portion

Kcal	**KH** [g]	**E** [g]	**F** [g]
413	35	15	22

Gemüse-Suppe

Dauer	Portion(en)	Grad
55 Minuten	2	mittel

Zutaten

200 g Karotten | 1 Zwiebel | 1 Stange Porree | 150 g Grünkohl | 2 EL Rapsöl | 100 g Erbsen | 150 g grüne Bohnen | Wasser | Salz | Pfeffer

Zubereitung

1. Die Karotten und Zwiebel schälen und kleinschneiden. Den Porree in feine Ringe schneiden. Den Grünkohl zerrupfen. Die Bohnen kleinschneiden.
2. Das Öl in einem Kochtopf erhitzen und Zwiebel und Porree anbraten lassen. Dann knapp mit Wasser bedecken.
3. Die Erbsen zufügen und die Suppe salzen und pfeffern. Dann etwa **40 Minuten** bei mittlerer Hitze kochen lassen.
4. Nach etwa **30 Minuten** die Bohnen zugeben und mit kochen.

Nährwerte pro Portion

Kcal	**KH** [g]	**E** [g]	**F** [g]
260	17	10	14

Gemüse-Tofu-Suppe

Dauer	Portion(en)	Grad
25 Minuten	1	leicht

Zutaten

100 g TK-Rahmspinat | 200 g Zucchini | 1 rote Paprikaschote | 100 g grüne Bohnen | 120 g Tofu | 2 Lauchzwiebeln | ½ TL Sojasoße

Zubereitung

1. Die Zucchini waschen und in dünne Scheiben schneiden. Die Paprika und Bohnen mundgerecht schneiden.
2. Den Spinat unaufgetaut in etwa 200 ml kochendes Wasser geben. Wenn das Wasser wieder kocht, das übrige Gemüse zugeben und etwa **10-12 Minuten** köcheln lassen.
3. Den Tofu in Würfel schneiden. Die Lauchzwiebeln in Ringe schneiden. Beides etwa **2-3 Minuten** vor Ende der Garzeit zur Suppe geben und mit garen.
4. Die Suppe mit Sojasoße abschmecken und servieren.

Nährwerte pro Portion

Kcal	**KH** [g]	**E** [g]	**F** [g]
339	37	26	10

Kichererbsen-Suppe mit Nudeln

Dauer	Portion(en)	Grad
40 Minuten	4	leicht

Zutaten

1 kleine Zwiebel | 2 Stangen Sellerie | 4 Knoblauchzehen | 250 g Grünkohl | 2 TL Rosmarin | 1 Ds. Tomaten | 4 EL Tomatenmark | 2 l Gemüsebrühe | 1 Ds. Kichererbsen | 250 g Nudeln | Meersalz | Pfeffer | Chili | Kreuzkümmel | Paprikapulver | 1 Prise Zimtpulver

Zubereitung

1. Die Zwiebel und den Knoblauch schälen und fein hacken. Den Sellerie fein würfeln. Den Grünkohl waschen und klein zerrupfen. Den Rosmarin sehr fein hacken.
2. In einem Topf das Öl erhitzen und Zwiebeln, Sellerie, Knoblauch und die Hälfte des Rosmarin etwa **5-6 Minuten** glasig anschwitzen.
3. Die Tomaten, Tomatenmark, Brühe und Kichererbsen zufügen und alles kurz aufkochen. Dann den Grünkohl und die Nudeln dazugeben und alles gut verrühren. Dann unter Rühren köcheln lassen.
4. Die Suppe nach Geschmack würzen. Sind die Nudeln bissfest, die Suppe in tiefen Tellern anrichten und mit dem übrigen Rosmarin bestreut servieren.

Nährwerte pro Portion

Kcal	**KH** [g]	**E** [g]	**F** [g]
221	34	11	3

Brokkoli-Curry-Suppe

Dauer	Portion(en)	Grad
20 Minuten	1	mittel

Zutaten

75 g Porree | 75 g Möhren | 90 g Brokkoli | 75 ml Gemüsebrühe | 200 ml Kokosmilch | ½ EL Currypaste | 1 Prise Jodsalz | 1 Prise schwarzer Pfeffer

Zubereitung

1. Den Porree halbieren und in dünne Scheiben schneiden. Die Möhren schälen und stifteln. Den Brokkoli in Röschen zerteilen, den Stiel schälen und in Stifte schneiden.
2. In einer Pfanne etwas Öl erhitzen und den Porree andünsten. Dann Möhren und Brokkoli zufügen und kurz mitdünsten.
3. Die Brühe in die Pfanne geben und aufkochen lassen. Dann alles etwa **7-8 Minuten** köcheln lassen.
4. Die Milch zugeben und die Currypaste einrühren. Dann bei mittlerer Hitze das Gemüse gar kochen.
5. Die Suppe mit Salz und Pfeffer abschmecken und servieren.

Nährwerte pro Portion

Kcal	**KH** [g]	**E** [g]	**F** [g]
444	18	8	38

Hauptspeisen

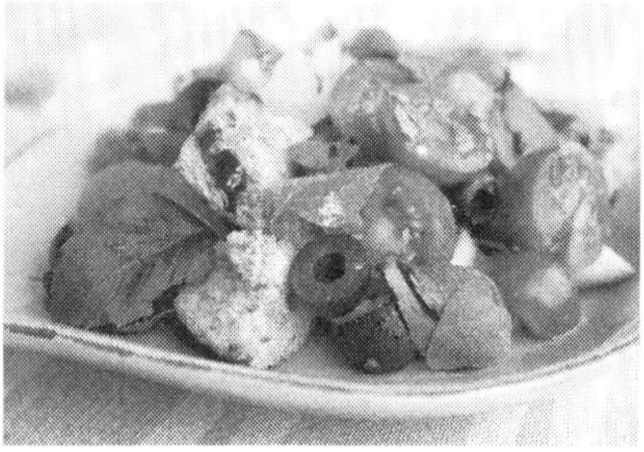

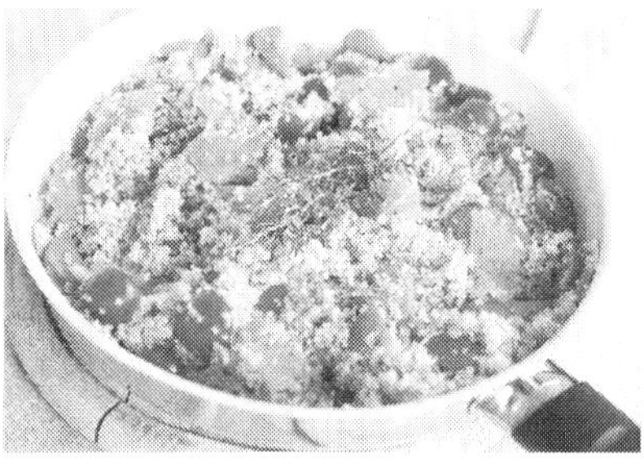

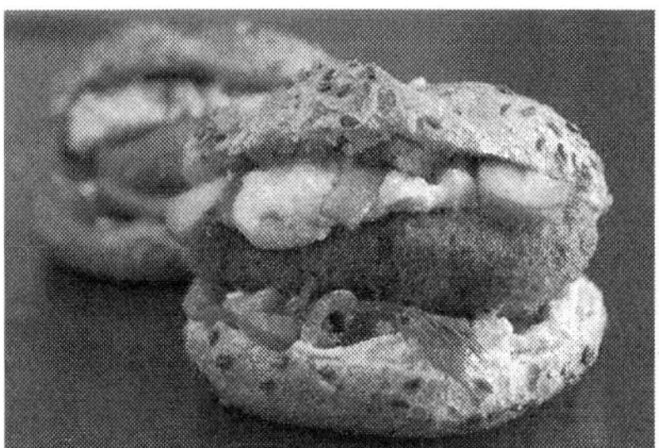

Rosenkohl mit Soba-Nudeln und Bohnen

Dauer	Portion(en)	Grad
40 Minuten	2	mittel

Zutaten

2 EL Kokosöl | 350 g Rosenkohl | 2 Knoblauchzehen | 2 cm frischer Ingwer | 1 getrocknete Chilischote | 200 g Sobanudeln | ½ Ds. schwarze Bohnen | 2 EL Sojasoße

Zubereitung

1. Den Rosenkohl waschen und halbieren. Den Knoblauch schälen und sehr fein hacken. Den Ingwer schälen und fein reiben. Die Chilischote entkernen und in feine Ringe schneiden.
2. In einer Pfanne des Öl erhitzen und den Rosenkohl etwa **5-7 Minuten** unter Wenden abraten.
3. Die Sobanudeln inzwischen in Salzwasser **5-8 Minuten** garen.
4. Ist der Rosenkohl angebraten, Knoblauch, Ingwer und Chili zufügen und gut verrühren. Dann die Hitze reduzieren. Nach etwa **2 Minuten** die Bohnen zugeben und erwärmen. Dann mit Sojasoße ablöschen und den Herd ausschalten.
5. Die Nudeln abgießen und mit dem Pfanneninhalt servieren.

Nährwerte pro Portion

Kcal	**KH** [g]	**E** [g]	**F** [g]
600	92	25	12

Grüne Pasta

Dauer	Portion(en)	Grad
30 Minuten	2	mittel

Zutaten

75 g Zwiebeln | 175 g Basilikum-Tofu | 375 g Brokkoli | 200 g Champignons | 200 g Hafer-Cuisine | 1 EL Rapsöl | 45 g Protein-Pasta | Meersalz | Pfeffer | Knoblauchpulver

Zubereitung

1. Die Zwiebel schälen und würfeln. Den Tofu in Streifen schneiden. Den Brokkoli in Röschen zerteilen. Die Pilze ggf. halbieren.
2. In einem Topf das Öl erhitzen und die Zwiebeln glasig anschwitzen.
3. In einem Topf etwa 1 ½ l Wasser aufkochen und die Nudeln nach Packungsanweisung garen.
4. In der Zwischenzeit Tofu, Brokkoli und Champignons zu den Zwiebeln geben und anbraten. Die Hafer-Cuisine und Gewürze einrühren.
5. Die Nudeln mit dem Gemüse vermengen und servieren.

Nährwerte pro Portion

Kcal	**KH** [g]	**E** [g]	**F** [g]
341	22	24	20

Pilzpfanne mit Tofu

Dauer	Portion(en)	Grad
25 Minuten	1	mittel

Zutaten

200 g Tofu | 4 große Champignons | ½ Zucchini | 200 g Brokkoli | 2 EL Olivenöl | Meersalz | Pfeffer | 25 g Paranusskerne

Zubereitung

1. Den Tofu in kleine Würfel schneiden. Die Pilze achteln. Die Zucchini schälen und klein schneiden. Den Brokkoli in kleine Röschen zerteilen.
2. In einer Pfanne das Öl erhitzen und Tofu und Pilze anbraten. Dann Zucchini und Brokkoli zugeben und gar dünsten.
3. Alles abschmecken und auf einem Teller mit den Nüssen garnieren und genießen.

Nährwerte pro Portion

Kcal	**KH** [g]	**E** [g]	**F** [g]
568	19	30	47

Kichererbsen-Curry

Dauer	Portion(en)	Grad
35 Minuten	4	mittel

Zutaten

350 g Hokkaido-Kürbis | 150 g Kartoffeln | 120 g Knollensellerie | 1 Knoblauchzehe | 1 Zwiebel | 1 Chilischote | 350 g Kichererbsen aus der Dose | 2 EL Kokosöl | 400 ml Kokosmilch | 4 TL Currypulver | 1 TL Meersalz | 1 TL Zitronenzesten | Zitronensaft

Zubereitung

1. Den Kürbis, die Kartoffeln, den Sellerie und die Zwiebel schälen und in Stücke von etwa 2x2 cm schneiden.
2. Den Knoblauch schälen und mit der Chilischote fein hacken.
3. Das Kokosöl in einem Topf erhitzen und alle zerkleinerten Zutaten darin **3-4 Minuten** unter Rühren scharf anbraten. Mit der Kokosmilch ablöschen.
4. Das Currypulver und Salz unterrühren, aufkochen und dann bei mittlerer Hitze etwa **10-12 Minuten** unter Rühren köcheln lassen.
5. Die Kichererbsen zugeben und weitere **5 Minuten** köcheln lassen. Die Zitronenzesten und den Zitronensaft einrühren und alles gut durchrühren.
6. Das Curry mit Reis oder Quinoa servieren.

Nährwerte pro Portion

Kcal	KH [g]	E [g]	F [g]
357	23	8	25

Bohnen-Eintopf

Dauer	Portion(en)	Grad
60 Minuten	4	mittel

Vorbereitungszeit: über Nacht

Zutaten

500 g getrocknete schwarze Bohnen | 2 l Wasser | 1 Zwiebel | 1 rote Paprikaschote | 3 Knoblauchzehen | 2 HV Koriander | 3 Stangen Lauchzwiebeln | 2 TL Tamari *(Sojasauce)* | 1 TL Rapsöl

Zubereitung

1. Die Bohnen über Nacht in Wasser einweichen und am nächsten Tag abspülen und gut abtropfen lassen. Dann im Wasser etwa **20-30 Minuten** weichkochen.
2. Die Zwiebel und Knoblauch schälen. Beides mit Paprika, Lauchzwiebeln und Koriander in einem hohen Gefäß mit dem Stabmixer zerkleinern.
3. Die Mischung nun in einer Pfanne mit dem Öl anbraten, danach mit Tamari würzen.
4. Sind die Bohnen weich, den Pfanneninhalt zugeben und alles etwas einkochen lassen.

Nährwerte pro Portion

Kcal	KH [g]	E [g]	F [g]
700	70	34	3

Paprika-Grünkern-Frikadelle

Dauer	Portion(en)	Grad
20 Minuten	2	mittel

Zutaten

150 g Grünkern | 1 TL getrockneter Estragon | ½ l Wasser | 1 grüne Paprika | 1 Prise Meersalz | 1 EL Sojamehl | 2 EL Vollkorn-Paniermehl | vegane Pflanzenmargarine

Zubereitung

1. Den Grünkern grob schroten. Das Wasser zum Kochen bringen und Grünkern und Estragon einrühren und solange unter Rühren kochen lassen, bis eine dickliche Masse entsteht. Die Hitze reduzieren und den Grünkern ausquellen lassen.
2. Die Paprika in kleine Würfel schneiden.
3. Das Sojamehl mit etwas Wasser cremig verrühren. Die Creme zum Grünkern geben, wenn er das Wasser komplett aufgenommen hat. Dann das Paniermehl einrühren.
4. Die Paprika unterrühren und einen Teig rühren. Daraus nun Frikadellen formen.
5. In einer Pfanne die Margarine erhitzen und die Bratlinge rundherum goldbraun braten.

Nährwerte pro Portion

Kcal	KH [g]	E [g]	F [g]
258	33	11	9

Tofu-Durcheinander

Dauer	Portion(en)	Grad
15 Minuten	2	mittel

Zutaten

400 g Tofu | vegane Margarine | 1 Zwiebel | ½ Bd. Petersilie | schwarzer Pfeffer | Meersalz | Kurkuma | 150 ml Sojamilch

Zubereitung

1. Die Zwiebel schälen und fein hacken. Dann in einer Pfanne mit der Margarine anbraten.
2. Den Tofu in die Pfanne bröseln. Alles mit Salz und wenig Kurkuma würzen.
3. Die Petersilie fein hacken und zum Tofu geben Die Masse gut verrühren und etwas anbraten lassen. Dann mit der Sojamilch ablöschen und gut umrühren.
4. Hat der Tofu die Milch vollständig aufgesaugt, mit Pfeffer und Salz abschmecken und servieren.

Nährwerte pro Portion

Kcal	KH [g]	E [g]	F [g]
184	2	30	9

Chili con Buchweizen

Dauer	Portion(en)	Grad
50 Minuten	4	mittel

Zutaten

2 Zwiebeln | 3 Knoblauchzehen | 3 Chilischoten | 3 EL Rapsöl | 2 TL Kreuzkümmel | 3 EL Paprikapulver | 2 Ds. geschälte Tomaten | 1 Ds. Mais | 1 Ds. schwarze Bohnen | 1 Ds. Kidneybohnen | 800 ml Gemüsebrühe | 1 gelbe Paprika | 2 Möhren | 150 g Buchweizen | 3 EL Tomatenmark | 1 TL Chilipulver | 1 TL geräuchertes Paprikapulver | 150 g Grünkohl | 1 Avocado | 1 EL Zitronensaft | Salz | Pfeffer

Zubereitung

1. Die Zwiebeln und Knoblauch schälen und mit der Chilischote fein hacken. Die Zwiebeln in einer Pfanne mit dem Öl glasig anschwitzen. Dann Knoblauch, Chili und die Hälfte des Kreuzkümmels und des Paprikapulvers zugeben und gut verrühren. Nach etwa **1 Minute** die Tomaten, Mais, schwarze Bohnen und Kidneybohnen zufügen und mit der Brühe auffüllen. Dann mit Deckel aufkochen und etwa **5-6 Minuten** bei mittlerer Hitze köcheln lassen.
2. Inzwischen die Paprika und Möhren waschen und klein würfeln. Beides mit dem Buchweizen und Tomatenmark einrühren. Nun Chilipulver und Paprikapulver unterrühren. Dann weitere **15 Minuten** bei geringer Hitze unter Rühren köcheln lassen.
3. Das Avocadofruchtfleisch auslösen und in einer Schale zerdrücken. Mit Zitronensaft, Salz und Pfeffer abschmecken.
4. Den Grünkohl waschen und fein zerreißen. Kurz vor Ende der Garzeit zum Chili geben und noch einmal abschmecken.
5. Das Chili in tiefe Teller geben und mit dem Avocado-Guacamole toppen.

Nährwerte pro Portion

Kcal	KH [g]	E [g]	F [g]
373	41	17	15

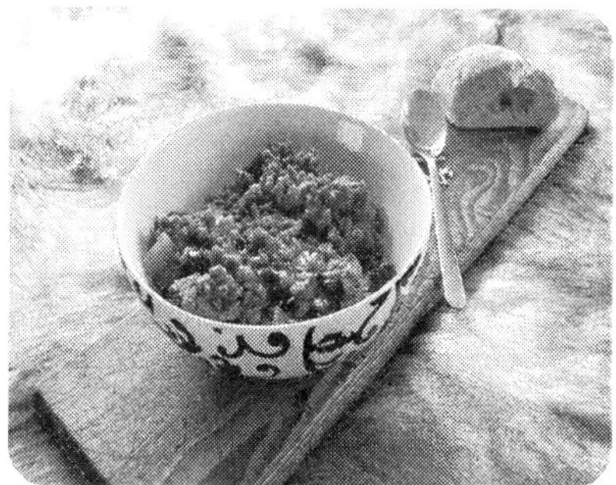

Asiatisches Curry

Dauer	Portion(en)	Grad
30 Minuten	2	schwer

Zutaten

1 rote Paprika | 2 rote Zwiebeln | 20 g Ingwer | 100 g Zuckerschoten | Meersalz | je 1 Msp. Kreuzkümmel, Koriander, Kurkuma | Cayennepfeffer | edelsüßes Paprikapulver | 200 g Brokkoli | 150 ml Kokosmilch | 2 TL vegane Margarine | ½ TL Kartoffelstärke

Zubereitung

1. Die Paprika vierteln, entkernen und quer in Stücke schneiden. Die Zwiebeln schälen und vierteln. Den Ingwer schälen und würfeln.
2. Die Zuckerschoten putzen und etwa **2 Minuten** in einem Topf mit Salzwasser blanchieren. Danach abschrecken und abtropfen lassen.
3. In einer Pfanne die Margarine erhitzen und Paprika, Zwiebeln und Ingwer andünsten. Dann 100 ml Kokosmilch, 3 EL Wasser und die Gewürze zugeben, umrühren und aufkochen lassen.
4. Den Brokkoli in kleine Röschen zerteilen und in die Pfanne geben. Dann abgedeckt etwa **4-5 Minuten** dünsten.
5. Die übrige Kokosmilch mit der Starke verrühren und zum Curry geben, gut einrühren und dann weitere **2-3 Minuten** köcheln lassen.
6. Die Zuckerschoten zugeben und alles abschmecken.

Nährwerte pro Portion

Kcal	**KH** [g]	**E** [g]	**F** [g]
260	14	8	18

Mango-Curry mit Reis

Dauer	Portion(en)	Grad
35 Minuten	2	mittel

Zutaten

100 g Basmati-Reis | 1 gelbe Paprika | 4 Lauchzwiebeln | 75 g Ananas-Fruchtfleisch | 75 g Mango-Fruchtfleisch | 50 g Zuckerschoten | 100 g TK-Brokkoli | 2 EL Olivenöl | Meersalz | ¼ TL Kurkuma | je 2 Prisen Kreuzkümmel, Koriander | Cayennepfeffer | 130 ml Kokosmilch

Zubereitung

1. Den Reis abspülen und in Salzwasser bissfest kochen.
2. Die Paprika vierteln, entkernen und in feine Streifen schneiden. Die Lauchzwiebeln in feine Ringe schneiden. Nun Ananas und Mango mundgerecht schneiden.
3. Die Zuckerschoten abspülen und etwa **2-3 Minuten** kochen, abschrecken und abtropfen lassen.
4. In einer Pfanne das Öl erhitzen und Brokkoli, Paprika und Lauchzwiebeln andünsten. Dann Gewürze, Wasser und Kokosmilch zugeben und alles abgedeckt **4-6 Minuten** dünsten lassen.
5. Die Zuckerschoten und die Früchte einrühren und weitere **2-3 Minuten** dünsten lassen.

Nährwerte pro Portion

Kcal	**KH** [g]	**E** [g]	**F** [g]
465	62	10	19

Gebackener Kürbis

Dauer	Portion(en)	Grad
60 Minuten	2	mittel

Zutaten

1 kleiner Kürbis | ½ Zwiebel | 120 g Zucchini | 35 g Steinpilze | 50 g getrocknete Tomaten | 50 g veganer Käse | ½ EL Rapsöl | 100 g Ebly-Weizen | 175 ml Gemüsebrühe | Petersilie | Meersalz | Pfeffer

Zubereitung

1. Den Kürbis halbieren und großzügig aushöhlen, so dass ein Rand von etwa 1 cm bleibt. Das Fruchtfleisch hacken. Die Zwiebel schälen und hacken. Die Zucchini klein würfeln. Die Pilze putzen und in Scheiben schneiden. Die Tomaten kleinschneiden. Den Käse in kleine Würfel schneiden.
2. In einer Pfanne das Öl erhitzen und Zwiebeln, Kürbisfleisch und Zucchini darin kurz dünsten. Dann Ebly, Tomaten und Käse unterrühren und die Masse würzen.
3. Den Backofen auf 170°C vorheizen.
4. In eine ofenfesten Form die Kürbishälften setzen und mit der Masse befüllen. Dann mit der Brühe auffüllen. Die übrige Brühe in die Form gießen.
5. Die Kürbisse mit Öl beträufeln und die Pilzscheiben darauf legen. Dann etwa **30-40 Minuten** im Ofen garen.
6. Die Petersilie fein hacken. Vor dem Servieren die Kürbisse mit Petersilie bestreuen.

Nährwerte pro Portion

Kcal	KH [g]	E [g]	F [g]
340	28	23	12

Karotten-Couscous

Dauer	Portion(en)	Grad
30 Minuten	2	mittel

Zutaten

75 g Instant-Couscous | 200 ml Wasser | 150 ml Orangensaft | ½ TL Meersalz | 130 g Karotten | 2 Lauchzwiebeln | 2 EL Olivenöl | 50 g Studentenfutter | ½ Bio-Orange

Zubereitung

1. Den Couscous in einer Schüssel mit 200 ml kochendem Wasser und 100 ml Orangensaft sowie etwas Salz vermischen. Dann etwa **5-6 Minuten** ziehen lassen, dabei ab und zu umrühren.
2. Die Karotten schälen und würfeln. Die Lauchzwiebeln in feine Ringe schneiden.
3. In einer Pfanne 1 EL Öl erhitzen und die Lauchzwiebeln anbraten. Danach zum Couscous geben.
4. Das übrige Öl erhitzen und die Karotten unter Wenden etwa **4-5 Minuten** anbraten. Den restlichen Orangensaft zugeben und abgedeckt **4-5 Minuten** köcheln lassen. Danach unter den Couscous mischen.
5. Die Orange schälen und die Filets herauslösen. Dann mit dem Studentenfutter unter den Couscous mischen und servieren.

Nährwerte pro Portion

Kcal	KH [g]	E [g]	F [g]
365	47	10	15

Tofu-Nudeln mit Mais

Dauer	Portion(en)	Grad
25 Minuten	2	mittel

Zutaten

1 frischer Maiskolben | 2 Karotten | 1 Prise Zucker | 300 g Brokkoli | 1 Frühlingszwiebel | 120 g Tofu | 1 EL Olivenöl | 1 Chilischote | 120 g Instant Asia-Nudeln | 2 EL Sojasoße | Koriander

Zubereitung

1. In einem Topf den Zucker in Wasser auflösen und darin den Mais garen. Danach in Rädchen schneiden.
2. Den Brokkoli in Röschen zerteilen. Die Karotten schälen und kleinschneiden. Die Frühlingszwiebel in Ringe schneiden. Den Tofu in Würfel schneiden.
3. In einem Wok das Öl erhitzen und den Tofu kurz anbraten. Dann heraus-nehmen und zur Seite stellen.
4. Die Chilischote halbieren und mit dem gesamten Gemüse im Wok etwa **5-6 Minuten** anbraten.
5. Die Nudeln nach Packungsanleitung quellen lassen und dann gut abtropfen lassen. Dann mit dem Tofu zum Gemüse geben und unter Rühren erhitzen.
6. Vor dem Servieren mit Sojasoße und Koriander abschmecken.

Nährwerte pro Portion

Kcal	**KH** [g]	**E** [g]	**F** [g]
450	60	21	13

Reis mit Tofu und Gemüse

Dauer	Portion(en)	Grad
15 Minuten	1	mittel

Zutaten

70 g Basmati-Reis | 120 g Tofu-Nuggets | 1 Tomate | 120 g Salatgurke | 1 TL Olivenöl | Dill | Petersilie | Meersalz | Pfeffer

Zubereitung

1. Den Reis nach Packungsanweisung kochen.
2. In einer Pfanne mit dem Öl die Nuggets rundherum knusprig anbraten.
3. Die Tomaten und Gurke in dünne Scheiben schneiden.
4. Die Kräuter waschen, trockenschütteln und fein hacken.
5. Den fertigen Reis auf einen Teller geben und mit dem Gemüse vermischen. Dann die Tofu-Nuggets darauf geben und mit Kräutern bestreut servieren und mit Pfeffer und Salz abschmecken.

Nährwerte pro Portion

Kcal	**KH** [g]	**E** [g]	**F** [g]
450	60	28	15

Gefüllte Zucchini

Dauer	Portion(en)	Grad
40 Minuten	4	mittel

Zutaten

500 g veganes Hackfleisch | 2 Zwiebeln | 3 Knoblauchzehen | 200 g veganer Reibekäse | 2 große Zucchini | 1 Ds. geschälte Tomaten | Meersalz | Pfeffer

Zubereitung

1. Die Zwiebeln und den Knoblauch schälen und kleinschneiden. Dann beides in einer Pfanne leicht anrösten.
2. Das Hackfleisch zugeben und mitrösten und würzen. Nun die Tomaten mit Saft zufügen, durchrühren und solange köcheln lassen, bis der Tomatensaft angedickt ist.
3. Die Zucchini längs halbieren und etwas aushöhlen. Dann die Hackfleischmasse in die Aushöhlungen füllen.
4. Den Backofen auf 200°C vorheizen.
5. Die Zucchini etwa **20 Minuten** backen, dann mit dem Käse bestreuen und weitere **10 Minuten** überbacken.

Nährwerte pro Portion

Kcal	**KH** [g]	**E** [g]	**F** [g]
250	30	38	12

Knusperreis mit Gemüse

Dauer	Portion(en)	Grad
15 Minuten	1	mittel

Zutaten

1 Tasse Naturreis | 300 g Brokkoli | 1 Tomate | 1 EL Kokosöl | 3 EL Mandelmus | Meersalz | Pfeffer

Zubereitung

1. In 2 Töpfen Wasser zum Kochen bringen.
2. Den Brokkoli in kleine Röschen zerteilen. Die Tomate würfeln.
3. In einem Topf den Reis, im anderen den Brokkoli gar kochen.
4. Den Reis und Brokkoli in eine Pfanne mit dem Öl geben und Mandelmus und Tomaten zufügen. Alles gut vermengen und dann knusprig anbraten.

Nährwerte pro Portion

Kcal	**KH** [g]	**E** [g]	**F** [g]
498	85	25	12

Chili-Nudeln

Dauer	Portion(en)	Grad
25 Minuten	1	mittel

Zutaten

150 g Vollkorn-Nudeln | 5 Schb. veganer Kochschinken *(Vantastic foods)* | 1 Zwiebel | Basilikum | Pfeffer | Meersalz | 1 Chilischote | 2 EL Leinöl

Zubereitung

1. Die Nudeln nach Packungsanweisung kochen, danach in einem Sieb abtropfen lassen.
2. Die Zwiebel schälen und fein hacken. Das Basilikum waschen und hacken. Die Chilischote kleinschneiden. Den Kochschinken in Streifen schneiden.
3. In einer Pfanne das Öl erhitzen und Zwiebel, Chili und Kochschinken anbraten. Mit etwa 50 ml Wasser ablöschen. Die Nudeln zugeben und gut vermengen.
4. Die Nudeln mit Salz und Pfeffer abschmecken, dann mit Basilikum bestreuen und servieren.

Nährwerte pro Portion

Kcal	KH [g]	E [g]	F [g]
784	101	27	28

Bandnudeln mit Spargel

Dauer	Portion(en)	Grad
25 Minuten	2	mittel

Zutaten

500 g Spargel | 100 g Zuckerschoten | 1 Limette | Jodsalz | weißer Pfeffer | 150 g Kresse | 45 g Pinienkerne | 175 g vegane Bandnudeln

Zubereitung

1. Den Spargel schälen und kleinschneiden. Die Limette heiß abwaschen, die Schale abreiben und den Saft auspressen.
2. In einem Topf mit Salzwasser, Limettenabrieb und Limettensaft den Spargel etwa **10 Minuten** dünsten. Die Zuckerschoten putzen und für **4 Minuten** zugeben.
3. Die Kresse, Pinienkerne und etwas Spargelfond zu einem Pesto pürieren und nach Geschmack würzen.
4. Die Nudeln nach Packungsanweisung garen und danach abtropfen lassen. Dann mit dem Pesto und Gemüse vermengen und anrichten.

Nährwerte pro Portion

Kcal	KH [g]	E [g]	F [g]
550	79	27	13

Thai-Curry

Dauer	Portion(en)	Grad
45 Minuten	4	mittel

Zutaten

2 Zwiebeln | 2 EL Kokosöl | 1 Ds. Kokosmilch | 2 EL Thai-Currypaste | 1 kleiner Hokkaido-Kürbis | 2 Möhren | 2 HV Zuckerschoten | ½ Brokkoli | 1 Spr. Agavendicksaft | 10 ml Sojasoße | 4 Kaffir-Limettenblätter | 400 g Tofu | 1 EL Kokosblütenzucker | 300 g Vollkornreis

Zubereitung

1. Den Reis nach Packungsanweisung garen.
2. Die Zwiebeln schälen und würfeln. Den Kürbis klein würfeln. Die Möhren schälen und in dünne Scheiben schneiden. Den Brokkoli in kleine Röschen zerteilen. Den Tofu auspressen und in etwa 1x1cm große Würfel schneiden.
3. In einem großen Topf 1 EL Kokosöl erhitzen und die Zwiebeln goldbraun anbraten. Nun Currypaste und Kokosmilch zugeben und gut verrühren.
4. Den Kürbis, Möhren und Limettenblätter zufügen und die Hitze reduzieren. Den Kürbis gar köcheln. Den Brokkoli dazugeben und ein paar Minuten mitdünsten.
5. Das übrige Öl inzwischen in einer Pfanne erhitzen und den Tofu rundherum goldbraun anbraten. Mit dem Zucker bestreuen und kurz weiterbraten. Das Curry mit Agavendicksaft und Sojasoße abschmecken. Die Limettenblätter herausnehmen.
6. Das Curry mit Reis und Tofu anrichten und servieren.

Nährwerte pro Portion

Kcal	**KH** [g]	**E** [g]	**F** [g]
607	84	21	21

Erbsen-Risotto

Dauer	Portion(en)	Grad
30 Minuten	2	mittel

Zutaten

200 g Schwarzwurzeln | 1 TL Zitronensaft | Wasser | Sojasoße | 30 g geriebener veganer Käse | 1 TL Sesamöl | 1 TL Olivenöl | 1 Zwiebel | schwarzer Pfeffer | ½ l Gemüsebrühe | 120 g TK-Erbsen | 175 g Risottoreis

Zubereitung

1. Die Schwarzwurzeln waschen, schälen und in kleine Stücke schneiden. Dann in eine Schüssel mit Zitronensaft und Wasser legen.
2. Die Zwiebel schälen und fein würfeln. Den Reis in einem Sieb abspülen.
3. In einer Pfanne das Olivenöl erhitzen und Zwiebeln und Schwarz-wurzeln anschwitzen. Den Reis zufügen und etwa **1-2 Minuten** andünsten lassen.
4. Die Brühe erhitzen und mit 200 ml die Reismischung ablöschen. Nun etwa **25 Minuten** köcheln lassen. Nach **10 Minuten** die Erbsen einstreuen und nach und nach die übrige Brühe zugeben.
5. Das Risotto mit Sojasoße, Sesamöl und Pfeffer würzen. Dann auf Tellern anrichten und den Käse darüber streuen.

Nährwerte pro Portion

Kcal	**KH** [g]	**E** [g]	**F** [g]
414	77	9	7

Tofu im Salat-Wrap

Dauer	Portion(en)	Grad
15 Minuten	2	mittel

Zutaten

1 EL Agavendicksaft | 4 große Blätter Eisbergsalat | Sojasoße | Jodsalz | Pfeffer | 120 g Tofu 1 Kohlrabi | 2 Zwiebeln | frischer Estragon | 2 TL Olivenöl | ½ Chilischote | Zitronensaft

Zubereitung

1. Den Tofu würfeln und in einer Pfanne mit etwas Öl rundherum anbraten. Danach herausnehmen und abtropfen lassen.
2. Die Chilischote in feine Stücke schneiden. Den Kohlrabi und die Zwiebeln schälen und klein würfeln. Dann alles in der Pfanne etwa **5 Minuten** braten. Nun mit Agavendicksaft, Sojasoße, Salz, Pfeffer und Estragon abschmecken und den Tofu untermischen.
3. Die Salatblätter abbrausen und gut abtropfen lassen. Dann je 2 Blätter überlappend aufeinander legen und die Tofumischung darauf verteilen. Nun wie ein Wrap aufrollen und genießen.

Nährwerte pro Portion

Kcal	**KH** [g]	**E** [g]	**F** [g]
150	12	7	8

Gebackene Kartoffeln mit Dip

Dauer	Portion(en)	Grad
70 Minuten	2	mittel

Dauer: 70 Minuten | **Portion(en):** 2 | **Schwierigkeit:** mittel

Zutaten

400 g Kartoffeln *(4 Stück)* | 500 g Sojaquark | grüner Pfeffer | Meersalz | ½ Salatgurke | 2 Lauchzwiebeln | ½ Bd. Kerbel | 2 EL Mineralwasser

Zubereitung

1. Den Backofen auf 180°C vorheizen.
2. Die Kartoffeln gründlich waschen, einzeln in Alufolie wickeln und im Ofen etwa **60 Minuten** backen.
3. Die Gurke und die Lauchzwiebeln in sehr kleine Würfel schneiden. Den Kerbel waschen, trockenschütteln und fein hacken. Die Pfefferkörner im Mörser fein mahlen.
4. Den Quark, Pfeffer, Gurke, Lauchzwiebeln und Kerbel gut vermischen. Das Mineralwasser zugeben und weiter vermengen.
5. Die Kartoffeln herausnehmen, halbieren und den Dip auf den Schnittflächen verteilen. Ggf. noch etwas nachsalzen.

Nährwerte pro Portion

Kcal	**KH** [g]	**E** [g]	**F** [g]
253	37	22	1

Burritos

Dauer	Portion(en)	Grad
35 Minuten	2	schwer

Zutaten

150 g Dinkelmehl | 40 g Mandelmehl | 25 g Kokosöl | 60 ml Wasser | 150 g Cherrytomaten | 200 g Soja-Hack | 1 Zwiebel | 60 g Tomatensoße | 200 g gehackte Tomaten | ½ TL Kurkuma | 1 TL Paprikapulver | ½ TL Cayennepfeffer | Salz | Pfeffer | 200 g Kidneybohnen

Zubereitung

1. Aus Dinkelmehl, Mandelmehl, Kokosöl und Wasser einen geschmeidigen Teig kneten und diesen dann **10-12 Minuten** ruhen lassen.
2. Aus dem Teig vier große Fladen von etwa 20 cm ausrollen. Nacheinander in einer Pfanne bei hoher Hitze beidseitig backen, sie sollen noch weich bleiben.
3. Die Zwiebel schälen und fein hacken. Dann mit dem Soja-Hack in etwas Öl anbraten. Mit den gehackten Tomaten und der Tomatensoße ablöschen und dann würzen.
4. Die Kidneybohnen in einem Sieb abbrausen, abtropfen lassen und zur Hack-Mischung geben. Dann weitere **5 Minuten** köcheln.
5. Die Cherrytomaten in Scheiben schneiden.
6. Die Füllung auf den Tortillas verteilen, die Tomaten darauf streuen und dann einrollen.

Nährwerte pro Portion

Kcal	**KH** [g]	**E** [g]	**F** [g]
818	71	73	21

Sportler-Pfanne

Dauer	Portion(en)	Grad
25 Minuten	2	mittel

Zutaten

300 g veganes Hackfleisch | 200 g Rucola | 100 g Kidney-Bohnen | 100 g Salatgurke | 100 g Zucchini | 100 g Mais | Meersalz | Pfeffer | 5 ml Macadamia-Öl

Zubereitung

1. In einer Pfanne das Hackfleisch krümelig anbraten.
2. In der Zwischenzeit das gesamte Gemüse waschen und würfeln.
3. Kurz vor Ende der Garzeit des Gemüse und den Salat zum Hackfleisch geben und mit Deckel etwa **5-10 Minuten** stehen lassen.
4. Das Gericht mit Salz und Pfeffer abschmecken und auf Teller verteilen. Mit dem Öl beträufeln und servieren.

Nährwerte pro Portion

Kcal	**KH** [g]	**E** [g]	**F** [g]
500	20	80	18

Asia-Gemüsepfanne

Dauer	Portion(en)	Grad
30 Minuten	2	mittel

Zutaten

4 Möhren | 1 rote Zwiebel | 300 g braune Champignons | 3 Lauchzwiebeln | 1 Knoblauchzehe | 100 g Zuckerschoten | 2 EL Sojasoße | 2 EL Olivenöl |1 TL Curry | ½ TL Kurkuma | Salz | Pfeffer | 250 g Kichererbsen-Nudeln

Zubereitung

1. Die Möhren schälen und in feine Streifen schneiden. Die Zwiebel schälen und würfeln. Die Pilze in dünne Scheiben schneiden. Die Lauchzwiebeln in dünne Ringe schneiden. Den Knoblauch schälen und pressen.
2. In einem Topf mit etwas Öl die Zwiebel und den Knoblauch glasig andünsten. Dann Möhren, Champignons und Zuckerschoten zugeben und etwa **4-5 Minuten** anbraten.
3. Die Lauchzwiebeln zufügen und alles mit Sojasoße ablöschen. Jetzt alles kräftig würzen und abgedeckt **5-6 Minuten** dünsten.
4. Die Nudeln in der Zwischenzeit nach Packungsanweisung gar kochen. Danach kurz abtropfen lassen und unter das Gemüse rühren.

Nährwerte pro Portion

Kcal	**KH** [g]	**E** [g]	**F** [g]
581	64	24	15

Linsen-Bolognese

Dauer	Portion(en)	Grad
40 Minuten	3	mittel

Zutaten

100 g Möhren | 1 Zwiebel | 1 Knoblauchzehe | 3 EL Tomatenmark | 150 g rote Linsen | 450 ml Wasser | 400 g gehackte Tomaten *(Ds.)* | 2 TL Gemüsebrühe | 1 TL Paprikapulver | ½ TL Curry | 1 EL Olivenöl | Meersalz | Pfeffer | 300 g Rote-Linsen-Spirelli

Zubereitung

1. Die Möhren schälen und raspeln. Die Zwiebel schälen und in feine Würfel schneiden. Den Knoblauch schälen und pressen. Dann alles in einen Topf geben und mit wenig Öl andünsten.
2. Das Tomatenmark zufügen und kurz anrösten. Dann Brühe, Gewürze, gehackte Tomaten und rote Linsen dazugeben und etwa **25 Minuten** unter Rühren köcheln lassen. Ggf. noch etwas Wasser angießen.
3. Die Nudeln in der Zwischenzeit etwa **5 Minuten** in viel Salzwasser kochen.
4. Die Spirelli mit der „Bolognese“ servieren.

Nährwerte pro Portion

Kcal	**KH** [g]	**E** [g]	**F** [g]
577	83	38	5

Glutenfreie Pizza

Dauer	Portion(en)	Grad
75 Minuten	4	mittel

Ruhezeit: mindestens 1 Stunde

Zutaten

150 g Süßkartoffeln | 2 TL Flohsamenschalen | 100 g Erdmandelmehl | 100 g Mandelmehl | 8 g frische Hefe | ½ TL Meersalz | 0,2 l lauwarmes Wasser | 45 g Rucola | 15 g Basilikum | 1 Knoblauchzehe | 20 g Kürbiskern-Protein | 100 g weißes Mandelmus | 1 EL Zitronensaft | 50 ml Wasser | je 1 Prise Salz, Pfeffer | 4 eigelegte Artischockenherzen | 16 Cherrytomaten | 2 rote Zwiebeln | 2 violette Kartoffeln | Kresse | 4-5 Oreganoblätter

Zubereitung

1. Die Süßkartoffeln schälen, kleinschneiden und mit wenig Wasser etwa **8-10 Minuten** weichkochen. Danach abgießen, zerstampfen und auskühlen lassen.
2. Die Süßkartoffeln, Mandel- und Erdmandelmehl, Flohsamen, Hefe, ½ TL Salz und 200 ml lauwarmes Wasser zu einem weichen Teig verkneten. Den Teig mindestens **1 Stunde**, besser über Nacht ruhen lassen.
3. Aus Rucola, Basilikum, Knoblauch, Kürbisprotein, Mandelmus, Zitronensaft und 50 ml Wasser im Mixer ein Pesto pürieren. Das Pesto mit Salz und Pfeffer abschmecken.
4. Die Artischocken halbieren. Die Tomaten in Scheiben schneiden. Die Zwiebeln schälen und in sehr feine Ringe schneiden. Die Kartoffeln schälen und in dünne Scheiben schneiden.
5. Den Backofen auf 230°C vorheizen. Zwei Backbleche mit Backpapier auslegen.
6. Den Teig halbieren und auf einer bemehlten Fläche zu zwei Pizzen ausrollen. Dann mit dem Pesto bestreichen und mit Artischocken, Cherrytomaten, Zwiebeln und Kartoffeln belegen.
7. Die Pizzen im Ofen etwa **10-15 Minuten** goldgelb backen. Vor dem Servieren mit Kresse und Oregano bestreuen.

Nährwerte pro Portion

Kcal	**KH** [g]	**E** [g]	**F** [g]
509	32	25	26

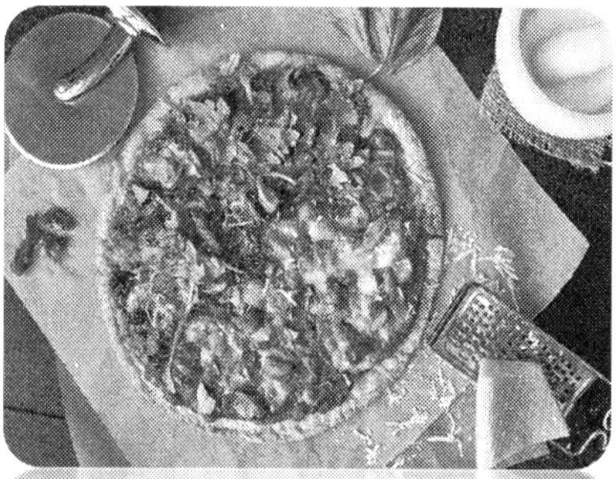

Mangold mit Quinoa

Dauer	Portion(en)	Grad
35 Minuten	2	leicht

Zutaten

100 g Quinoa | 4 EL Hanföl | 2 Knoblauchzehen | 10 Blätter Mangold mit Stiel | 3 EL Gemüsebrühe | 100 g veganer Schafskäse | 1 TL Senf | Zitronensaft | 1 Schalotte | 2 TL Studentenfutter | Korianderblätter

Zubereitung

1. Das Quinoa mit ¼ l Wasser aufkochen und bei geringer Hitze köcheln lassen, bis die Flüssigkeit aufgesaugt ist. Dann zur Seite stellen.
2. In einer großen Pfanne 2 EL Hanföl erhitzen. Den Knoblauch schälen, in Scheiben schneiden und etwa 1-2 Minuten im Öl schwenken.
3. Den Mangold in der Zwischenzeit waschen und Grün und Stiele trennen. Das Blattgrün zur Seite legen.
4. Den Knoblauch aus der Pfanne nehmen und im Knoblauchöl die Mangoldstiele **4-5 Minuten** anbraten. Die Brühe zugeben und die Stiele weich kochen.
5. Das Quinoa und die mangoldstiele auf Teller verteilen. Die Mangoldblätter sehr fein schneiden und auf die Teller geben. Dann den Schafskäse darüber bröseln.
6. Aus dem übrigen Hanföl, Senf und Zitronensaft ein Dressing rühren und über das Gemüse träufeln.
7. Die Schalotten schälen und in Scheiben schneiden. Das Studenten-futter fein hacken. Dann beides mit dem Koriander über die Quinoa geben.

Nährwerte pro Portion

Kcal	KH [g]	E [g]	F [g]
550	33	19	33

Blumenkohl-Curry

Dauer	Portion(en)	Grad
35 Minuten	3	mittel

Zutaten

750 g Blumenkohl | 220 g Kichererbsen *(Glas)* | 150 g Kartoffeln | 1 Knoblauchzehe | 1 Zwiebel | 2 cm Ingwer | 400 ml Kokosmilch | 1 TL Kurkuma | 1 TL Salz | ½ TL Paprika | ½ TL Kreuzkümmel | Pfeffer | Chili

Zubereitung

1. Die Kartoffeln schälen und in kleine Würfel schneiden. Dann in Wasser etwa **10 Minuten** kochen. Nach etwa **5 Minuten** den Blumenkohl zugeben und mitkochen.
2. Die Zwiebel schälen, fein hacken und in einer Pfanne mit etwas Öl glasig andünsten. Die Kichererbsen abspülen, abtropfen lassen und zu den Zwiebeln geben. Den Knoblauch schälen, pressen und in die Pfanne geben. Den Ingwer schälen, fein hacken und ebenfalls zufügen. Dann alles mit der Kokosmilch ablöschen.
3. Den Blumenkohl und Kartoffeln aus dem Wasser nehmen. Den Blumenkohl mundgerecht schneiden und mit den Kartoffeln in die Pfanne geben.
4. Das Curry mit allen Gewürzen abschmecken, dann etwa **6-10 Minuten** köcheln lassen, bis es etwas angedickt und cremig ist.

Nährwerte pro Portion

Kcal	KH [g]	E [g]	F [g]
411	25	7	25

Chili sin Carne

Dauer	Portion(en)	Grad
55 Minuten	4	mittel

Zutaten

2 kleine Dosen Kidneybohnen| 90 g Sojagranulat| 100 g Grünkern - Schrot| 1 rote Paprikaschote| 1 Zucchini | 1 Zwiebel| 2 Tomaten | 1 kleine Dose Mais | 1 Pck. passierte Tomaten| 500 ml Gemüsebrühe| 5 kleine rote Chilischoten | 1 EL Rapsöl

Zubereitung

1. Das Sojagranulat und Grünkern-schrot jeweils in aufgekochter Gemüsebrühe einweichen und etwa **20 Minuten** quellen lassen.
2. Die Zwiebeln, Paprika, Tomaten, sowie die Zucchini in der Zwischenzeit schneiden und die roten Chilischoten fein hacken.
3. Das Öl in einen großen Topf erhitzen und die Zwiebeln darin glasig dünsten. Die Zucchini und Paprika hinzugeben und etwa **5 Minuten** andünsten, dann das abgetropfte Sojagranulat und Grünkernschrot hineingeben und etwa **5-6 Minuten** mitbraten. Dabei immer schön umrühren.
4. Die geschälten Tomaten, die passierten Tomaten aus der Dose, sowie Chilis hineingeben.
5. Die Kidneybohnen und den Mais abtropfen lassen und ebenfalls mit in die Pfanne geben.
6. Alles aufkochen lassen und mit den Gewürzen abschmecken.

Nährwerte pro Portion

Kcal	**KH** [g]	**E** [g]	**F** [g]
343	47	26	7

One Pot-Spinat-Pasta

Dauer	Portion(en)	Grad
25 Minuten	2	mittel

Zutaten

250 g Kichererbsen-Nudeln | 300 g braune Champignons | 120 g Babyspinat | 1 Knoblauchzehe | 1 rote Zwiebel | 2 TL helles Mandelmus | 1 ½ l Wasser | Meersalz | Pfeffer

Zubereitung

1. Die Pilze putzen und vierteln. Die Zwiebel schälen und in feine Würfel schneiden. Den Knoblauch schälen und pressen.
2. Alle Zutaten in einen Topf geben, mit etwa 1 l Wasser auffüllen und aufkochen. Die Hitze reduzieren und etwa **5 Minuten** unter vorsichtigem Rühren köcheln lassen. Ggf. noch Wasser nachfüllen.
3. Die Pasta abschmecken, auf Teller geben und genießen.

Nährwerte pro Portion

Kcal	**KH** [g]	**E** [g]	**F** [g]
474	62	28	15

Veganes Rührei mit Kartoffeln

Dauer	Portion(en)	Grad
20 Minuten	1	leicht

Zutaten

300 g Kartoffeln| 50 g Babyspinat| ½ Paprikaschote| ½ Zwiebel | ½ TL Salz| ½ TL Pfeffer| ½ TL Knoblauchpulver| ½ TL Kreuzkümmelpulver| ⅛ TL Cayennepfeffer| 75 g Tofu| ¾ TL Kala Namak | ¼ TL Kurkuma | Wasser

Zubereitung

1. Die Kartoffeln würfeln und **10 Minuten** dünsten. In der Zwischenzeit die Paprika würfeln und die Zwiebel in Streifen schneiden.
2. Den Tofu trocken tupfen und mit der Gabel zerkrümeln. In einer großen Pfanne in etwas Öl anbraten, bis er beginnt braun zu werden. Die Gewürze und einen großen Schuss Wasser hinzugeben und alles gut verrühren. Sobald das Wasser verkocht ist, den Tofu in eine Schüssel umfüllen.
3. Etwas Öl in der Pfanne erhitzen und die Kartoffelwürfel **5 Minuten** anbraten. Paprika und Zwiebel hinzugeben und alles weitere **5 Minuten** anbraten. Dann alle Gewürze unterrühren.
4. Den Tofu und den Spinat unterrühren und noch kurz warten bis der Spinat zusammenfällt.

Nährwerte pro Portion

Kcal	**KH** [g]	**E** [g]	**F** [g]
445	54	18	8

Linsenbratlinge

Dauer	Portion(en)	Grad
20 Minuten	5	leicht

Vorbereitungszeit: über Nacht

Zutaten

200 g Linsen| 1 Zwiebel | 125 g Möhren| 3 EL Dinkelmehl | 1 TL Curry| Prise Salz und Pfeffer| Prise Chilipulver | etwas Rapsöl

Zubereitung

1. Die Linsen über Nacht einweichen lassen.
2. Die Zwiebel grob schneiden und die Möhren fein raspeln. Dann mit den Linsen *(vorher das Wasser abschütten)*, Salz, Pfeffer, Curry, Chili pürieren.
3. Das Mehl hinzufügen, bis es zu einer klebrigen Masse wird.
4. Mit einem Esslöffel kleine Bratlinge formen und in der Pfanne mit Öl anbraten.

Nährwerte pro Portion

Kcal	**KH** [g]	**E** [g]	**F** [g]
192	30	13	1

Quinoa Bohnen Topf

Dauer	Portion(en)	Grad
55 Minuten	4	mittel

Zutaten

125 g Quinoa, | 800 g gestückelte Tomaten aus der Dose| 500 ml passierte Tomaten| 500 ml Wasser| 100 g gehackte milde Chilischoten | 2 Dosen Kidneybohnen *(à 400 g abgetropft, abgespült)* | 1 Dose schwarze Bohnen *(400 g, abgetropft, abgespült)* | 1 Dose Mais *(330 g, abgetropft)* | 1 Zwiebel | 4 Knoblauchzehen| 2 ½ TL Cayennepfeffer | 2 TL Kreuzkümmel | 2 TL Kakao| 1 ½ TL rosenscharfes Paprikapulver | ½ TL Zucker | ½ TL Korianderpulver | Saft 1 Limette | nach Bedarf Koriandergrün | nach Bedarf Salz und Pfeffer | 1 EL Rapsöl

Zubereitung

1. Die Quinoa nach Packungsanleitung zubereiten.
2. Die Zwiebel und Knoblauchzehen schälen und klein hacken.
3. Das Rapsöl in einem großen Topf auf mittlerer Stufe erhitzen. Die Zwiebelwürfel darin glasig anschwitzen, den Knoblauch hinzugeben und kurz mitdünsten.
4. Alle weiteren Zutaten außer Bohnen, Mais, Koriandergrün und Limettensaft hinzufügen. Kurz aufkochen und dann auf kleiner Flamme **30 Minuten** köcheln lassen. Bei Bedarf nochmals mit Wasser aufgießen.
5. Nach den **30 Minuten** die Bohnen, Mais, frischen Koriander und Limettensaft dazugeben und nochmals **10 - 15 Minuten** leicht köcheln lassen.

Nährwerte pro Portion

Kcal	KH [g]	E [g]	F [g]
574	74	33	7

Kichererbsen-Bohnen-Eintopf

Dauer	Portion(en)	Grad
45 Minuten	4	leicht

Zutaten

500 g Kichererbsen aus der Dose | 500 g Kidneybohnen aus der Dose | 1 ½ Zwiebeln | 1 Paprika | 2 Tomaten | 3 Knoblauchzehen | 200 ml Gemüsebrühe | Prise Salz und Pfeffer | Prise Paprikapulver | etwas Rapsöl | Paprikapulver

Zubereitung

1. Die Kichererbsen werden gemeinsam mit den Bohnen gar gekocht.
2. Die Zwiebeln, Tomaten, Paprika in der Zwischenzeit schälen und in Würfel schneiden.
3. Die Zwiebeln in etwas Öl glasig dünsten und Paprika dazugeben. Die Bohnen, Kichererbsen, sowie die Tomaten hinzugeben und mit Gemüsebrühe ablöschen.
4. Den Knoblauch schälen und fein hacken. Gemeinsam mit Salz und Gewürzen dazu geben.

Nährwerte pro Portion

Kcal	KH [g]	E [g]	F [g]
246	32	17	3

Snacks

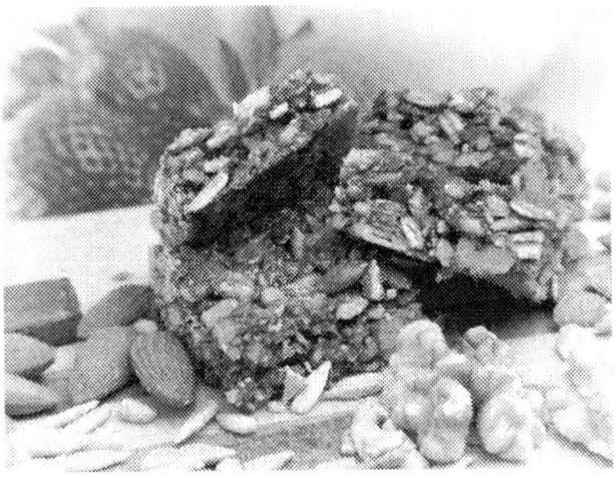

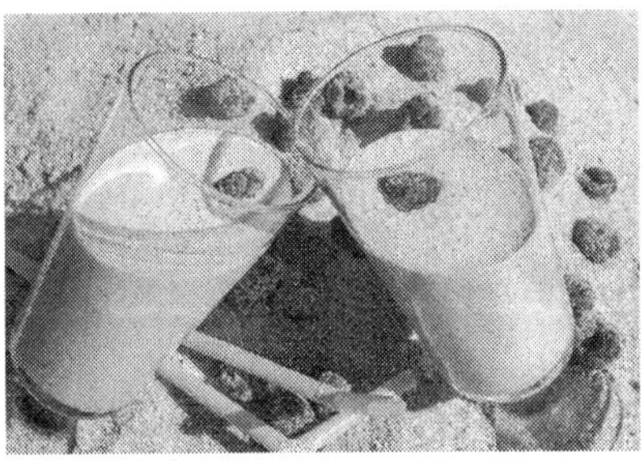

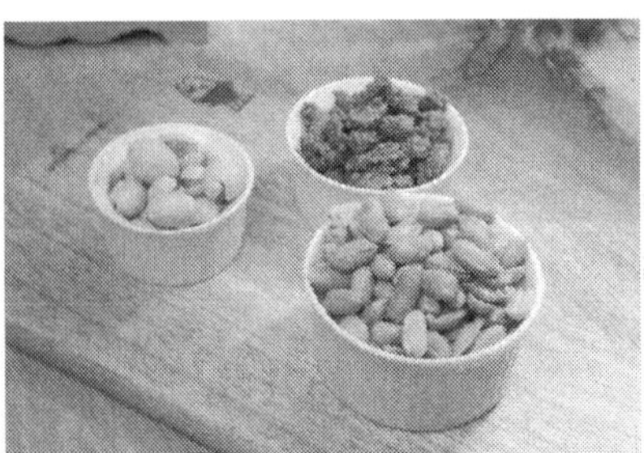

Melone mit Tofu

Dauer	Portion(en)	Grad
15 Minuten	2	mittel

Zutaten

600 g Melone | 150 g Tofu | 1 Limette | 6 Zweige Thymian | schwarzer Pfeffer | 2 EL Olivenöl

Zubereitung

1. Die Melone mundgerecht zerschneiden. Dann auf einem großen Teller auslegen.
2. Den Tofu in kleine Stücke schneiden. Die Thymianblätter sehr fein hacken. Die Limette heiß abspülen, die Schale abreiben und sehr fein schneiden.
3. Die Melone mit Limettensaft beträufeln. Auf jedes Melonenstück nun in Stück Feta legen und mit Öl beträufeln.
4. Die Limettenschale mit dem Thymian vermischen und über die Melonenstücke streuen. Dann etwas pfeffern und genießen.

Nährwerte pro Portion

Kcal	**KH** [g]	**E** [g]	**F** [g]
220	14	7	15

Veganes Granola

Dauer	Portion(en)	Grad
40 Minuten	4	mittel

Zutaten

20 g Mandeln | 15 g Macadamia-Nüsse | 15 g Sonnenblumenkerne | 25 g gehackte Haselnüsse | 12 g Agavendicksaft | 10 g Kokosöl | 12 ml Wasser | 12 g Kokosblütenzucker | 50 g Kürbiskerne | 10 g Quinoa-Pops | 1 TL Spekulatius-Gewürz

Zubereitung

1. Die Mandeln und Macadamia-Nüsse hacken und mit Sonnenblumenkernen, Haselnüssen, Agavendicksaft, Kokosöl und ½ TL Spekulatius-Gewürz gründlich vermengen.
2. Den Backofen auf 180°C Umluft vorheizen.
3. Die Mischung auf das Backblech geben und etwa **10 Minuten** backen, dabei darauf achten dass die Mischung nicht zu dunkel wird. Auf dem Backblech auskühlen lassen.
4. In einer Pfanne das Wasser mit dem Zucker aufkochen. Die Kürbiskerne und das übrige Spekulatiusgewürz zugeben und bei mittlerer Hitze rühren, bis die Flüssigkeit verkocht ist.
5. Die Kürbiskerne auf ein Backpapier geben und auskühlen lassen. Danach alle Zutaten zu einem Müsli vermengen.

Nährwerte pro Portion

Kcal	**KH** [g]	**E** [g]	**F** [g]
246	9	7	19

Zwetschken-Crumble

Dauer	Portion(en)	Grad
55 Minuten	1 Backform	mittel

Zutaten

250 g Zwetschken | 45 g gemahlene Mandeln | 60 g Hirseflocken | 1 EL Kokosöl | 1 EL Ahornsirup | Zimtpulver | Vanillepulver | 140 g Sojajoghurt

Zubereitung

1. Den Backofen auf 180°C vorheizen.
2. Die Zwetschken waschen und entkernen. Dann in einer Backform auslegen.
3. In einem kleinen Topf die Mandeln mit Hirseflocken, Kokosöl und Ahornsirup erwärmen und vermischen, bis sich Streusel bilden. Mit Zimt und Vanille abschmecken und dann über den Zwetschken verteilen.
4. Das Crumble etwa **40 Minuten** im Backofen backen. Danach mit dem Joghurt servieren.

Nährwerte pro Backform

Kcal	**KH** [g]	**E** [g]	**F** [g]
798	85	27	39

Low Fat-Bratapfel

Dauer	Portion(en)	Grad
35 Minuten	1	mittel

Zutaten

1 großer Apfel | 15 g Vanille-Sojaprotein | 15 g Sojaflocken | 30 ml Wasser | 15 g Rosinen | 10 ml Ahornsirup | 1 g Zimtpulver

Zubereitung

1. Den Apfel mit einem Messer aushöhlen.
2. Den Backofen auf 190°C vorheizen.
3. Die übrigen Zutaten in einer Schüssel gut verrühren. Mit der Masse den Apfel füllen und auf ein Backblech setzen. Dann **20-25 Minuten** braten.
4. Vor dem Servieren den Apfel etwas auskühlen lassen.

Nährwerte pro Portion

Kcal	**KH** [g]	**E** [g]	**F** [g]
180	20	20	1

Low Fat-Nussriegel

Dauer	Portion(en)	Grad
20 Minuten	6	leicht

Zutaten

100 g Nuss-Proteinpulver | 100 g Dinkel-Vollkornmehl | 100 g zarte Haferflocken | 100 g Haselnussmehl | 50 g Hanfmehl | 50 g Reis-Protein | 50 g Fructose | 400 ml Wasser

Zubereitung

1. Die trockenen Zutaten in den Mixer geben und dann nach und nach das Wasser zugeben. Dann alles zu einer cremigen Masse mischen.
2. Den Backofen auf 180°C vorheizen.
3. Den Teig in eine Brownieform füllen und **15 Minuten** backen.
4. Anschließend etwas auskühlen lassen und in 6 Riegel schneiden.

Nährwerte pro Riegel

Kcal	**KH** [g]	**E** [g]	**F** [g]
256	19	32	5

Protein-Riegel

Dauer	Portion(en)	Grad
20 Minuten	4	leicht

Ruhezeit: über Nacht

Zutaten

30 g Soja-Protein | 125 g zarte Haferflocken | 100 ml Sojamilch | 3 TL Agavendicksaft | 4 EL Erdnussmus | 3 TL Erdnüsse

Zubereitung

1. Das Proteinpulver mit Haferflocken, Agavendicksaft und Erdnussmus im Mixer gut vermischen.
2. Nach und nach die Milch zugeben und weiter mixen.
3. Die Erdnüsse sehr klein hacken.
4. Aus der Masse 4 Riegel formen und in den Erdnüssen wälzen. Die Riegel über Nacht in den Kühlschrank stellen.

Nährwerte pro Riegel

Kcal	**KH** [g]	**E** [g]	**F** [g]
280	25	21	10

Sportler-Knabberei

Dauer	Portion(en)	Grad
10 Minuten	1	mittel

Zutaten

1 EL Wasser | ½ TL Meersalz | ½ TL Paprikapulver | ½ TL Cayennepfeffer | ½ TL Süßstoff | 50 g Sojakerne

Zubereitung

1. Den Backofen auf 200°C vorheizen. Ein Backblech mit Backpapier auslegen.
2. In einer kleinen Schüssel das Wasser mit den Gewürzen vermischen.
3. Die Kerne in die Flüssigkeit geben und darin wälzen. Die Kerne auf das Blech legen und etwa **6 Minuten** im Ofen backen.
4. Die Knabberei vor dem Verzehr kurz abkühlen lassen.

Nährwerte pro Portion

Kcal	**KH** [g]	**E** [g]	**F** [g]
150	3	18	9

Weizenpfanne

Dauer	Portion(en)	Grad
10 Minuten	4	leicht

Zutaten

400 g Weichweizen | 3 Zwiebeln | Basilikum | 4 Tomaten | Meersalz | Pfeffer | 35 g vegane Butter

Zubereitung

1. Den Weizen nach Packungsanweisung kochen, danach in einem Sieb abgießen.
2. Die Zwiebeln in der Zwischenzeit schälen und in dünne Scheiben schneiden. Die Basilikumblätter in feine Streifen schneiden. Die Tomaten halbieren und in kleine Streifen schneiden.
3. In einem Topf die Butter schmelzen lassen. Die Zwiebeln darin anbraten. Dann Basilikum, Weizen und Tomaten zugeben und gut verrühren.
4. Die Weizenpfanne heiß servieren.

Nährwerte pro Portion

Kcal	**KH** [g]	**E** [g]	**F** [g]
433	74	12	9

Süßer Tassenkuchen

Dauer	Portion(en)	Grad
5 Minuten	1	leicht

Zutaten

50 g Kokosmehl | 1 TL braunes Mandelmus | 1 EL Rohkakao | 1 TL Xylit | 1 TL Weinstein-Backpulver | 200 ml Mandelmilch | 1 TL Flohsamenschalen

Zubereitung

1. Alle Zutaten in eine große Tasse geben und klümpchenfrei verrühren. Dann **2-3 Minuten** stehen lassen.
2. Die Tasse nun bei 600 Watt etwa **2 Minuten** in der Mikrowelle backen – fertig ist der süße Snack!

Nährwerte pro Portion

Kcal	**KH** [g]	**E** [g]	**F** [g]
382	20	17	20

Protein-Pfannkuchen

Dauer	Portion(en)	Grad
20 Minuten	2	mittel

Zutaten

40 g Schoko-Proteinpulver | 20 g Mandelmehl | 50 g Dinkelmehl | 1 EL Erythrit | 1 TL Weinstein-Backpulver | ¼ l Mandelmilch | 1 EL Erdnussbutter | 50 ml Kichererbsen-Wasser | 1 EL Chiasamen | 4 EL Wasser

Zubereitung

1. Die Chiasamen in Wasser etwa **10 Minuten** quellen lassen.
2. Das Kichererbsen-Wasser mit dem Erythrit etwa **4-5 Minuten** aufschlagen.
3. Die Chiasamen mit Milch und Erdnussbutter verrühren. Dann alle trockenen Zutaten zugeben und einen Teig rühren, ggf. noch etwas Wasser zugießen.
4. Das Kichererbsen-Wasser unterheben und aus dem Teig in einer Pfanne mit etwas Kokosöl Pfannkuchen backen.

Nährwerte pro Portion

Kcal	**KH** [g]	**E** [g]	**F** [g]
279	31	25	7

Hinweis: Eignet sich auch gut als Frühstücksvariante.

Protein-Minikuchen

Dauer	Portion(en)	Grad
10 Minuten	1	leicht

Zutaten

30 g Erbsenprotein | 20 g Mandelmehl | 1 EL Erythrit | 1 TL Matcha-Pulver | 1 TL Weinstein-backpulver | 125 ml Mandelmilch

Zubereitung

1. Alle Zutaten in einer Schüssel gründlich vermengen und **2-3 Minuten** stehen lassen.
2. Alles in eine Tasse füllen und etwa **3 Minuten** in der Mikrowelle bei voller Leistung backen.

Nährwerte pro Portion

Kcal	**KH** [g]	**E** [g]	**F** [g]
266	36	37	6

Power-Shake

Dauer	Portion(en)	Grad
10 Minuten	1	mittel

Zutaten

200 g Bananen | 2 Orangen | 1 Zitrone | 200 ml Hafermilch | 20 g Haferflocken | 20 g Erbsen - Proteinpulver | 1 TL Leinöl

Zubereitung

1. Die Bananen und Orangen schälen und in einen Mixer geben. Die Zitrone halbieren und den Saft zu den Früchten pressen.
2. Die übrigen Zutaten dazugeben und alles gründlich mixen.

Der fertige Shake ist relativ fest von der Konsistenz und kann auch gelöffelt werden.

Nährwerte pro Portion

Kcal	**KH** [g]	**E** [g]	**F** [g]
627	97	25	16

Hinweis: Eignet sich auch gut als Frühstücksvariante.

Frucht-Shake

Dauer	Portion(en)	Grad
10 Minuten	1	leicht

Zutaten

1 Kiwi | 1 Banane | 5 Erdbeeren | 100 ml Orangensaft | zerstoßenes Eis

Zubereitung

1. Die Kiwi schälen und eine Scheibe abschneiden und zur Seite legen. Den Rest zerkleinern.
2. Die Banane schälen und in kleine Stücke schneiden. Die Erdbeeren kleinschneiden.
3. Die zerkleinerten Früchte mit dem Orangensaft im Mixer fein pürieren. Das Eis zugeben und weiter mixen.
4. Den Saft in ein Glas füllen und die Kiwischeibe an den Rand stecken.

Nährwerte pro Portion

Kcal	**KH** [g]	**E** [g]	**F** [g]
220	46	4	1

Hinweis: Eignet sich auch gut als Frühstücksvariante.

Bananen-Smoothie

Dauer	Portion(en)	Grad
10 Minuten	1	leicht

Zutaten

200 ml Mandelmilch | 1 gefrorene Banane | 2 EL Cashewmus | 2 EL Hanfprotein | 1 EL Rohkakao | 1 EL Kakaonibs

Zubereitung

1. In einem Mixer die Mandelmilch, Banane und Cashewmus kurz vermischen.
2. Die übrigen Zutaten nach und nach einrühren und dann kräftig durchmixen.
3. Den Smoothie in ein Glas füllen und genießen.

Nährwerte pro Portion

Kcal	**KH** [g]	**E** [g]	**F** [g]
412	46	12	19

Hinweis: Eignet sich auch gut als Frühstücksvariante.

Protein-Cocktail

Dauer	Portion(en)	Grad
5 Minuten	2	leicht

Zutaten

40 g Vanille-Proteinpulver | 150 ml Mineralwasser | 150 ml Bananennektar | 150 ml Kirsch-Nektar | Eiswürfel

Zubereitung

1. Das Proteinpulver mit Mineralwasser und Bananennektar in einem Shaker gut vermischen.
2. Jeweils 50 ml Kirschnektar in 2 Cocktailgläser füllen und mit der gemixten Flüssigkeit auffüllen. Dann den übrigen Kirschnektar dazugeben und Eiswürfel hineingeben.
3. Die Cocktails mit Strohhalmen genießen.

Nährwerte pro Portion

Kcal	**KH** [g]	**E** [g]	**F** [g]
240	25	37	1

Nachspeisen

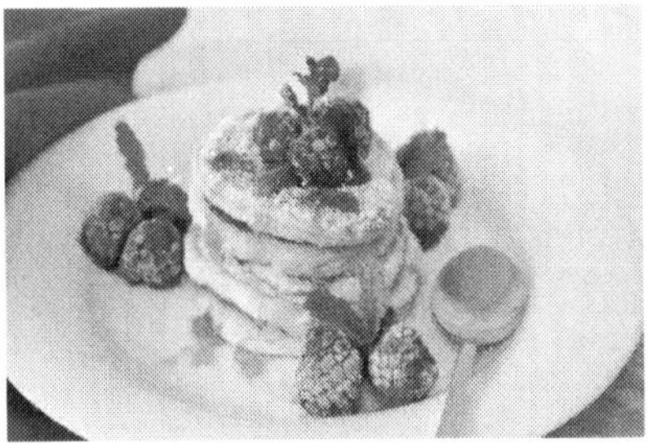

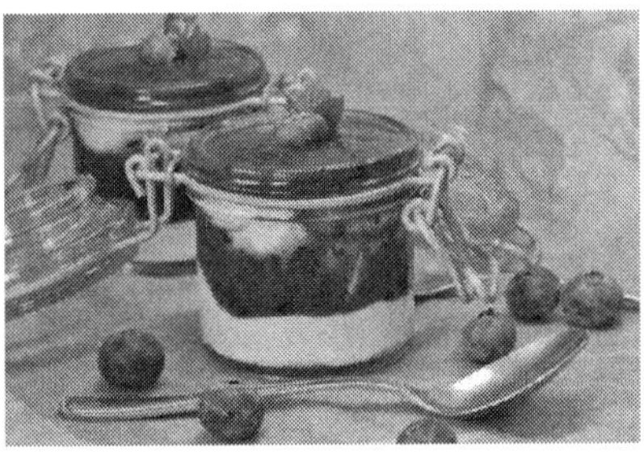

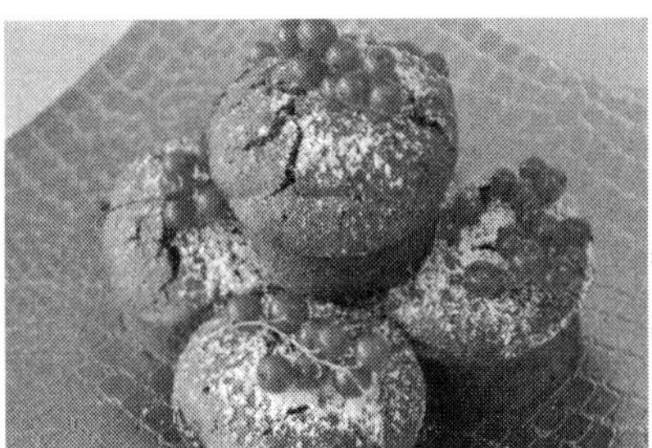

Power-Pudding

Dauer	Portion(en)	Grad
25 Minuten	1	leicht

Zutaten

25 g Chiasamen | 25 g Goji-Beeren | 25 g Cashewkerne | 2 frische Datteln | 50 g Lupinenmehl | 1 Prise Meersalz | 1 Prise Zimtpulver | 200 ml Wasser

Zubereitung

1. Die Chiasamen im Wasser etwa **15-20 Minuten** einweichen.
2. Die Chiasamen mit Wasser, Cashewkerne, Datteln, Lupinenmehl, Salz und Zimt im Mixer etwa **2 Minuten** mixen.
3. Den Pudding in eine Schale füllen und mit Beeren garniert servieren.

Nährwerte pro Portion

Kcal	**KH** [g]	**E** [g]	**F** [g]
436	30	30	20

Chia-Lupinen-Quark

Dauer	Portion(en)	Grad
75 Minuten	1	leicht

Ruhezeit: 60 Minuten

Zutaten

¼ l Hafermilch | 35 g Lupinenflocken | 5 EL Chiasamen | 2 EL Rohrzucker | 1 Vanilleschote

Zubereitung

1. Die Milch mit den Lupinenflocken vermischen und dann **10-12 Minuten** quellen lassen.
2. Die Vanilleschote in der Zwischenzeit längs aufschlitzen und das Mark herauskratzen.
3. Die Milch mit dem Stabmixer fein pürieren. Dann Chiasamen, Rohrzucker und Vanillemark einrühren.
4. Den Quark etwa **60 Minuten** quellen lassen.

Nährwerte pro Portion

Kcal	**KH** [g]	**E** [g]	**F** [g]
400	33	7	3

Protein-Cookies

Dauer	Portion(en)	Grad
15 Minuten	4	leicht

Zutaten

1 Ds. Kichererbsen | 2 EL Vanille-Proteinpulver | 2 TL Mandelbutter | 1 EL Kokosblütenzucker | 1 TL Vanilleextrakt | 1 Prise Meersalz | 2 EL vegane Schokodrops

Zubereitung

1. Die Kichererbsen in einem Sieb abwaschen und abtropfen lassen. Dann mit dem Stabmixer cremig pürieren.
2. Das Protein, Mandelbutter, Zucker, Vanille und Salz zugeben und solange mischen, bis eine „Teig" entstanden ist.
3. Die Schokodrops vorsichtig unterheben. Aus der Masse kleine Kekse formen und genießen.

Nährwerte pro Cookie

Kcal	**KH** [g]	**E** [g]	**F** [g]
133	11	6	6

Früchte-Topf

Dauer	Portion(en)	Grad
20 Minuten	2	leicht

Zutaten

150 g Apfel | 100 g Banane | 100 g Erdbeeren | 100 g Papaya | 100 g Möhren | Zitronensaft | 60 g zarte Haferflocken | 20 g Proteinpulver | 60 ml Sojamilch | 20 g Kerne und Nüsse nach Wahl

Zubereitung

1. Den Apfel schälen, entkernen und kleinschneiden. Die Banane schälen und in Scheiben schneiden. Die Erdbeeren ggf. halbieren. Die Papaya schälen und das Fruchtfleisch würfeln. Die Möhren schälen und klein würfeln.
2. Alle vorbereiteten Zutaten in einer Schüssel vermischen. Nach und nach die Haferflocken, das Proteinpulver und die Milch untermischen.
3. Den Früchtetopf auf 2 Schalen verteilen und mit Nüssen oder Kernen bestreuen.

Nährwerte pro Portion

Kcal	**KH** [g]	**E** [g]	**F** [g]
381	52	16	11

Energy Balls

Dauer	Portion(en)	Grad
10 Minuten	3	leicht

Zutaten

7 getrocknete Aprikosen | 12 Cashewkerne | 2 TL Chiasamen | 20 g Flocken nach Wahl

Zubereitung

1. Die Aprikosen sehr klein schneiden.
2. Die Cashewkerne sehr fein hacken.
3. Alle Zutaten in einer Schüssel vermengen und aus der Masse drei kleine Bälle formen.

Nährwerte pro Portion

Kcal	**KH** [g]	**E** [g]	**F** [g]
195	22	5	9

Hinweis: Eignet sich auch hervorragend als kleiner Snack.

Mandel-Bananen-Mus

Dauer	Portion(en)	Grad
10 Minuten	2	leicht

Ruhezeit: 4 Stunden

Zutaten

4 reife Bananen | 75 g Mandeln | 20 g Sojaprotein | 2 EL Agavendicksaft | 2 EL Mandelmus | 1 EL Carbo-Pulver | 100 ml Wasser

Zubereitung

1. Die Bananen schälen und in ein hohes Gefäß geben.
2. Die übrigen Zutaten dazugeben und mit dem Stabmixer zu einer dickflüssigen Masse verrühren.
3. Die Masse in eine Schüssel füllen und etwa **4 Stunden** in den Kühlschrank stellen.

Ideal als Energielieferant oder als Aufstrich.

Nährwerte pro Portion

Kcal	**KH** [g]	**E** [g]	**F** [g]
350	45	17	17

Sportler-Apfelmus

Dauer	Portion(en)	Grad
5 Minuten	2	leicht

Zutaten

200 g Apfelmus | 50 ml Wasser | 20 g Vanille-Sojaprotein | 20 g Sojaflocken | 15 g gemahlene Mandeln | 2 g Zimtpulver

Zubereitung

1. Alle Zutaten in eine Schüssel geben und gut vermischen.

Wer dieses Dessert kühl verzehren möchte, stellt es für **3-4 Stunden** in den Kühlschrank.

Nährwerte pro Portion

Kcal	**KH** [g]	**E** [g]	**F** [g]
250	35	35	10

Schoko-Beeren-Eis

Dauer	**Portion(en)**	**Grad**
10 Minuten	1	mittel

Ruhezeit: 4-5 Stunden

Zutaten

100 g TK-Erdbeeren | 100 g TK-Heidelbeeren | 100 g TK-Himbeeren | 30 g Schoko-Protein | 100 ml Wasser | 2 ml Süßstoff

Zubereitung

1. Das Proteinpulver mit dem Wasser und Süßstoff in einem hohen Gefäß mit dem Stabmixer gründlich mischen, bis eine puddingähnliche Masse entstanden ist.
2. Nach und nach die Beeren zugeben und alles nochmals durchmixen. Die Masse in eine Schüssel füllen und **4-5 Stunden** in den Tiefkühler stellen.

Nährwerte pro Portion

Kcal	**KH** [g]	**E** [g]	**F** [g]
190	20	30	1

Vanille-Creme

Dauer	**Portion(en)**	**Grad**
5 Minuten	1	leicht

Zutaten

130 g Vanille-Soja-Dessert | 30 g Vanille-Sojaprotein | 50 ml Wasser | Zimtpulver

Zubereitung

1. Das Vanille-Dessert in eine Schüssel geben.
2. Das Proteinpulver und Wasser zufügen und sehr gut verrühren.
3. Die Creme mit Zimt bestreuen und genießen.

Nährwerte pro Portion

Kcal	**KH** [g]	**E** [g]	**F** [g]
190	13	30	2

Milchreis

Dauer	Portion(en)	Grad
35 Minuten	2	leicht

Zutaten

300 ml Reisdrink | 75 g Milchreis | 25 g Reisprotein | 2 EL Erythrit | ¼ TL Vanillepulver | 1 TL braunes Mandelmus | 1 TL Macadamia-Nüsse | 1 HV Heidelbeeren

Zubereitung

1. In einem Topf den Reisdrink mit Milchreis, Protein, Erythrit und Vanille aufkochen und dann unter Rühren etwa **30 Minuten** bei mittlerer Hitze köcheln.
2. Den Milchreis in eine Schale füllen und mit Mandelmus, Nüssen und Heidelbeeren garnieren.

Nährwerte pro Portion

Kcal	**KH** [g]	**E** [g]	**F** [g]
304	46	14	7

Protein-Chia-Pudding

Dauer	Portion(en)	Grad
65 Minuten	2	leicht

Ruhezeit: 60 Minuten

Zutaten

25 g Chiasamen | 15 g Vanille-Proteinpulver | 1 TL helles Mandelmus | 200 ml Mandelmilch

Zubereitung

1. Alle Zutaten in eine Schüssel geben und mit einem Schneebesen glattrühren.
2. Die Schüssel für etwa **60 Minuten** in den Kühlschrank stellen. In den ersten **15 Minuten** den Pudding immer wieder umrühren.

Nährwerte pro Portion

Kcal	**KH** [g]	**E** [g]	**F** [g]
139	2	10	9

Gemüse-Smoothie

Dauer	Portion(en)	Grad
10 Minuten	1	leicht

Zutaten

1 HV Grünkohl | 1 HV Spinat | 1 reife Banane | 1 Kiwi | ½ Mango | 1 EL Hanfprotein | 1 TL Gerstengras | 1 TL Weizengras | 400 ml Wasser

Zubereitung

1. Den Grünkohl und den Spinat waschen. Die Banane, Kiwi und Mango schälen und zerkleinern.
2. Alle Zutaten im Mixer auf größter Stufe etwa **30-40 Sekunden** mixen.
3. Den Smoothie in ein großes Glas füllen und genießen.

Nährwerte pro Portion

Kcal	**KH** [g]	**E** [g]	**F** [g]
318	45	13	2

Vanille-Pudding

Dauer	Portion(en)	Grad
5 Minuten	2	leicht

Zutaten

400 g gekühlter Seidentofu | 40 g Vanille-Proteinpulver | 5 Trpf. Vanillearoma | Vanillepulver

Zubereitung

1. Den Tofu gut abtropfen lassen. Dann mit dem Stabmixer cremig rühren.
2. Die übrigen Zutaten nach und nach einrühren.
3. Den Pudding bis zum Servieren in den Kühlschrank stellen.

Nährwerte pro Portion

Kcal	**KH** [g]	**E** [g]	**F** [g]
171	3	24	5

Apfel Nocken

Dauer	Portion(en)	Grad
25 Minuten	2	mittel

Zutaten

70 g rote Linsen | 150 ml Apfelsaft | 1 Kardamomkapsel | 4 EL Kokosraspeln | Prise Salz | Zimt | Kurkuma | 3 TL Ahornsirup | 1 EL gehackte Erdnüsse | frische Orange/säuerliche Fruchtsoße

Zubereitung

1. Die Kardamomkapsel aufbrechen und zusammen mit den Samen in einen Teefilter füllen.
2. Den Apfelsaft in einen Topf geben, Teefilter hinein hängen und rote Linsen zugeben. Mit einem Deckel abdecken, den Saft zum Kochen bringen, dann bei mittlerer Hitze weiter köcheln lassen bis die Linsen zerfallen *(etwa 15 min)*. Nach etwa der Hälfte der Zeit den Teebeutel mit dem Kardamom entfernen und ggf. etwas Wasser nachgießen, falls die Linsen drohen anzusetzen. *(Nach der Kochzeit sollte der Apfelsaft vollständig aufgenommen worden sein)*
3. Die Linsen pürieren, Kokosraspeln darunter kneten und abschmecken mit einer Prise Salz, Zimt, ein klein wenig Kurkuma und Ahornsirup nach Geschmack.
4. Aus der Masse mit zwei Esslöffeln Nocken abstechen und formen. Lauwarm servieren mit noch etwas Ahornsirup, gehackten Nüssen und frischem, säuerlichem Obst *(Orange passt wunderbar)* oder einer säuerlichen Fruchtsoße *(z.B. Orange oder Kirsch)*.

Nährwerte pro Portion

Kcal	KH [g]	E [g]	F [g]
355	34	14	16

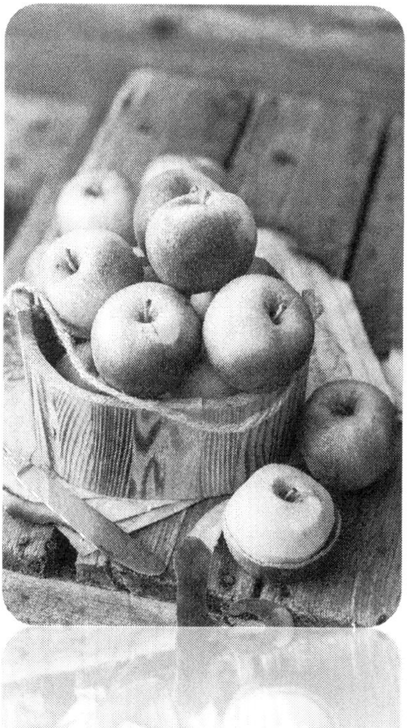

Bohnen-Brownies

Dauer	Portion(en)	Grad
60 Minuten	10	mittel

Zutaten

250 g Kidneybohnen *(aus dem Glas oder der Dose)* | 50 g Haferflocken | ½ TL Weinsteinbackpulver | 3 EL Kakaopulver | 50 ml Reismilch | ¼ Vanilleschote oder Vanille aus der Mühle | 25 g Kokosöl | 50 g Apfelmus | 5 EL Agavensirup | ½ EL Chiasamen | 25 g Zartbitter Schokotröpfchen | 2 EL Mandeln

Zubereitung

1. Den Backofen auf 175° vorheizen.
2. Die Kidneybohnen in ein Sieb geben und gründlich waschen, bis das Wasser klar ist. Die Haferflocken in einem Mixer fein zermahlen. Die Mandeln fein hacken.
3. Die Haferflocken, Backpulver, Salz, Kakaopulver, Reismilch, Vanille, Kokosöl, Apfelmus, Kidneybohnen und Agavensirup in eine Schüssel geben und alles mit dem Stabmixer durchmixen, bis es eine feine Masse ist.
4. Die Chiasamen mit 3 EL Wasser mischen und kurz quellen lassen. Anschließend die Chiasamen zusammen mit den Schokotröpfchen und den Mandeln in den Teig rühren.
5. Den Teig in eine Auflaufform geben und im vorgeheizten Backofen etwa **30 - 40 Minuten** backen.
6. Den Kuchen nach dem Backen auskühlen lassen und in 10 Stücke schneiden.

Nährwerte pro Portion

Kcal	**KH** [g]	**E** [g]	**F** [g]
120	12	5	6

Mango-Bananen-Amaranth mit Joghurt

Dauer	Portion(en)	Grad
20 Minuten	1	leicht

Ruhezeit: 30 Minuten

Zutaten

40 g gepoppter Amaranth | 1 Banane | ½ Mango | 200 g Sojajoghurt | 10 g Erdnüsse | 10 g Kakao Nibs | 4 Erdnüsse als Toping

Zubereitung

1. De Sojajoghurt, Amaranth, Erdnüsse und Kakao Nibs miteinander vermischen.
2. Die Banane gemeinsam mit der Mango glatt mixen. In einem hohen Glas jeweils abwechselnd schichten und als Toping die Erdnüsse hinzufügen. Danach für **30 Minuten** in den Kühlschrank.

Nährwerte pro Portion

Kcal	**KH** [g]	**E** [g]	**F** [g]
532	65	19	18

Erdbeer-Torte

Dauer	Portion(en)	Grad
140 Minuten	12	schwer

Ruhezeit: über Nacht

Zutaten

200 g Mandeln | 100 g Cashewkerne | 400 ml Kokosmilch | 40 g Kokosblütensirup | 45 g Kokosöl | 180 g Erdbeeren | 2 TL Erdbeer-Fruchtpulver | 50 g Erdbeer-Proteinpulver | 100 g entsteinte Datteln

Zubereitung

1. Die Mandeln und 100 g Cashewkerne über Nacht in Wasser einweichen. Die Kokosmilch über Nacht im Kühlschrank lagern. Die Datteln über Nacht einweichen.
2. Am nächsten Tag Datteln, 100 g Mandeln und 20 g Kokosöl im Mixer zu einer Masse verrühren.
3. Den Boden einer 20er-Springform mit Backpapier belegen und die Dattelmischung gleichmäßig darauf verteilen und etwas andrücken.
4. Die restlichen Zutaten –außer Erdbeeren- zu einer homogenen Masse verrühren. Ggf. etwas Nussmilch zugeben. Von der Masse etwa 3 EL in einen Spritzbeutel füllen und in den Kühlschrank legen.
5. Zum Rest nun die Erdbeeren geben und alles nochmals mixen. Diese Masse auf dem Boden der Form verteilen und glattstreichen. Die Form mit Folie abdecken und **3-4 Stunden** in den Tiefkühlschrank stellen.
6. Die Torte danach mit der Füllung dekorieren und vor dem Servieren leicht antauen lassen.

Nährwerte pro Stück

Kcal	KH [g]	E [g]	F [g]
303	15	11	22

Linsen-Apfelpfannkuchen

Dauer	Portion(en)	Grad
15 Minuten	1	leicht

Zutaten

3 EL Kichererbsenmehl | 6 EL Wasser | 20 g rotes Linsenmehl | 1 Apfel | 1 EL Rapsöl | 1 EL Kokosblütenzucker | 50 g Kichererbsen aus der Dose | Mehl | Wasser | 30 g Linsenmehl

Zubereitung

1. Die Zutaten in eine Schüssel geben und alles mit einem Handmixer verrühren.
2. Den Apfel schälen und in Stücke schneiden und in den Teig unterrühren.
3. Das Rapsöl in der Pfanne leicht erhitzen.
4. Mit einer kleinen Kelle eine Teigportion in die Pfanne geben. Den Pfannkuchen drehen, wenn die Oberfläche nicht mehr flüssig aussieht. Nach dem Drehen ziehen sich die Ränder nach oben und senken sich dann wieder ab. Sobald dies geschehen ist, das Küchlein herausnehmen und auf einem Küchenkrepp abtropfen lassen.

Nährwerte pro Portion

Kcal	KH [g]	E [g]	F [g]
356	52	12	11

10-Tage-Ernährungsplan für den Muskelaufbau

Tabelle: Beispiel der Makroverteilung

Kcal	50% KH	20% Eiweiß	30% Fett
2200	275 g	110 g	73 g
2500	313 g	125 g	83 g
2800	350 g	140 g	93 g
3100	388 g	155 g	103 g

Hinweis: *Alle Rezepte im Ernährungsplan sind für 1 Portion berechnet. Außer wenn diese gekennzeichnet sind.*

Im Beispiel gehen wir von einer Person aus die einen Grundumsatz von 2100 kcal hat. Um ideal Muskulatur aufzubauen benötigt diese Person einen Kalorienüberschuss von ca. **300 – 500 kcal/Tag**.

Tag 1

Frühstück	Erdmandel-Porridge (S.34) + Fitness Obstsalat (S.42)
Mittag	Reis mit Tofu (S.66)
Abend	Super-Bowl (S.46)
Snack	Protein-Riegel 2 Stück (S.81)

Kcal	**KH** [g]	**E** [g]	**F** [g]
2526	299	128	89

Hinweis: 2 Portionen von der Super-Bowl und 6 Protein-Riegel zubereiten.

Tag 2

Frühstück	Frühstück-Müsli (S.37)
Mittag	Super-Bowl vom Vortag (S.46)
Abend	Thai-Curry (S.69)
Snack	Protein-Riegel 2 Stück vom Vortag (S.81)

Kcal	**KH** [g]	**E** [g]	**F** [g]
2415	312	121	72

Hinweis: 2 Portionen von dem Thai-Curry zubereiten.

Tag 3

Frühstück	Linsenrührei (S.40)
Mittag	Thai-Curry vom Vortag (S.69)
Abend	Rosenkohl mit Soba-Nudeln (S.59) + Power-Pudding (S.86)
Snack	Protein-Riegel 2 Stück vom Vortag (S.81)

Kcal	**KH** [g]	**E** [g]	**F** [g]
2678	295	153	91

Hinweis: 2 Portionen von dem Rosenkohl mit Soba-Nudeln und dem Power-Pudding zubereiten.

Tag 4

Frühstück	Yofu-Frühstück (S.37)
Mittag	Rosenkohl mit Soba-Nudeln (S.59) + Power-Pudding vom Vortag (S.86)
Abend	Couscous-Linsen-Curry-Salat (S.53)
Snack	Bananen-Smoothie (S.85)

Kcal	**KH** [g]	**E** [g]	**F** [g]
2598	318	132	82

Hinweis: 2 Portionen von dem Couscous-Linsen-Curry-Salat zubereiten. Außerdem Overnight-Lupinen (S.33) zubereiten.

Tag 5

Frühstück	Overnight-Lupinen (S.33)
Mittag	Couscous-Linsen-Curry-Salat vom Vortag (S.53)
Abend	Bandnudeln mit Spargel (S.68) + Sportler-Apfelmus (S.89)
Snack	Power-Shake (S.84)

Kcal	**KH** [g]	**E** [g]	**F** [g]
2439	342	121	69

Hinweis: 2 Portionen von den Bandnudeln mit Spargel und Sportler-Apfelmus zubereiten.

Tag 6

Frühstück	Amaranth-Porridge (S.33)
Mittag	Bandnudeln mit Spargel (S.68) + Sportler-Apfelmus vom Vortag (S.89)
Abend	Knusperreis mit Gemüse (S.67)
Snack	Power-Shake (S.84)

Kcal	**KH** [g]	**E** [g]	**F** [g]
2335	331	113	70

Hinweis: 2 Portionen von dem Knusperreis mit Gemüse zubereiten.

Tag 7

Frühstück	Birnen-Tofu-Müsli 2 Portionen (S.38)
Mittag	Knusperreis mit Gemüse vom Vortag(S.67)
Abend	Asia-Gemüsepfanne (S.72) + Mandel-Bananen-Mus (S.89)
Snack	Protein-Minikuchen (S.83)

Kcal	**KH** [g]	**E** [g]	**F** [g]
2287	306	139	64

Hinweis: 2 Portionen von der Asia-Gemüsepfanne und vom Mus zubereiten.

Tag 8

Frühstück	Cookkie-Porridge (S.34)
Mittag	Asia-Gemüsepfanne (S.72) + Mandel-Bananen-Mus vom Vortag (S.89)
Abend	Linsenbrei (S.54)
Snack	Tassenkuchen (S.82)

Kcal	**KH** [g]	**E** [g]	**F** [g]
2541	295	133	72

Hinweis: 2 Portionen Linsenbrei zubereiten.

Tag 9

Frühstück	Frucht-Quark 2 Portionen (S.41)
Mittag	Linsenbrei vom Vortag (S.54)
Abend	Mittelmeer-Nudelsalat (S.50)
Snack	Weizenpfanne 2 Portionen (S.82)

Kcal	**KH** [g]	**E** [g]	**F** [g]
2480	336	134	62

Hinweis: 2 Portionen von dem Mittelmeer-Nudelsalat und 4 Portionen von der Weizenpfanne zubereiten.

Tag 10

Frühstück	Himbeer-Kokos-Porridge (S.35)
Mittag	Mittelmeer-Nudelsalat vom Vortag (S.50)
Abend	Chili-Nudeln (S.68)
Snack	Weizenpfanne 2 Portionen vom Vortag (S.82)

Kcal	**KH** [g]	**E** [g]	**F** [g]
2725	302	122	97

Der Anfang ist immer ***heute****.*

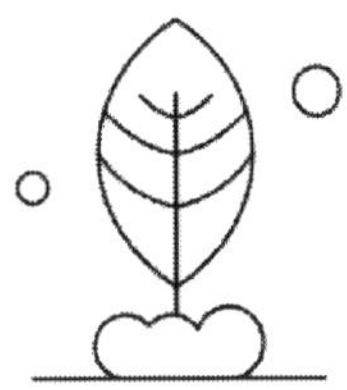

Schlusswort

Wie eine in „Nutrients“ erschienene Übersichtsarbeit bestehender wissenschaftlicher Studien zeigte, können Sportler, die sich rein pflanzlich ernähren, mit höherer Leistung, besserer Herzgesundheit und verkürzten Erholungsphasen rechnen. Die Studien widerlegen die Meinung vieler Sportler und Trainer, die vordem glaubten, nur mittels fleischreicher Kost sportliche Ziele erreichen zu können. Ob Kraftsport, Ironman oder Marathon – die vegane Ernährung ist ein wichtiges Element, die Leistungsfähigkeit zu steigern und die Erholungsphase zu beschleunigen. Die Forscher bescheinigten der pflanzenbasierten Kost darüber hinaus, dass sie die Sauerstoffversorgung und den Blutfluss im Körper verbessern, sowie oxidativen Stress und Entzündungsvorkommen mindern konnte.

Durch ausgewogene vegane Ernährung, also Hülsenfrüchte, Vollkorngetreide, Gemüse, Obst, Nüsse und Saaten plus Vitamin B12-Ergänzung, können Sportler wie auch alle anderen Menschen vollumfänglich versorgt werden. Es sind alle wichtigen Nähr- und Vitalstoffe enthalten und auch die Aufnahme der erforderlichen Kalorienmenge stellt in keinster Weise ein Problem dar.

In diesem Sinne – viel Erfolg beim Aufbau der „veganen Muckies“ und gutes Gelingen mit den nun folgenden Rezepten.

Haftungsausschluss

Der Inhalt dieses Buches wurde mit großer Sorgfalt geprüft und erstellt. Für die Vollständigkeit, Richtigkeit und Aktualität der Inhalte kann jedoch keine Garantie oder Gewähr übernommen werden. Der Inhalt dieses Buches repräsentieren die persönliche Erfahrung und Meinung des Autors und dient nur dem Unterhaltungszweck. Der Inhalt sollte nicht mit medizinischer Hilfe verwechselt werden. Es wird keine juristische Verantwortung oder Haftung für Schäden übernommen, die durch kontraproduktive Ausübung oder durch Fehler des Lesers entstehen. Es kann auch keine Garantie für Erfolg übernommen werden. Der Autor übernimmt daher keine Verantwortung für das Nicht-Erreichen der im Buch beschriebenen Ziele.

Impressum

1. Auflage 2019

Kontakt: Michel Schubert / Danzigerstr. 12 / 33142 Büren
Covergestaltung: Autor Pseudonym
Coverfoto: depositphotos.com / pixabay.com

Bildquellen

https://pixabay.com/de/illustrations/vegan-globus-blätter-ernährung-4187877/

https://pixabay.com/de/photos/gedanken-idee-innovation-phantasie-2123970/

https://pixabay.com/de/vectors/vitamine-tabletten-pillen-medizin-26622/

https://pixabay.com/de/photos/gemüse-avocado-vegan-frisch-2338824/

https://pixabay.com/de/photos/mann-tafel-zeichnung-muskeln-stark-2037255/

https://pixabay.com/de/images/search/milch/

https://pixabay.com/de/photos/erdbeere-quark-beerenquark-dessert-3132973/

https://pixabay.com/de/photos/hafer-overnight-oats-haferbrei-süß-3272113/

https://pixabay.com/de/photos/kaffee-pokal-espresso-hände-2608864/

https://pixabay.com/de/photos/avocado-frühstück-brot-lebensmittel-1844894/

https://pixabay.com/de/photos/gemüsespieß-gemüse-grillgemüse-3317055/

https://pixabay.com/de/photos/pilze-tomaten-grünen-ernährung-1351561/

https://pixabay.com/de/photos/avocado-salat-frisch-lebensmittel-829092/

https://pixabay.com/de/photos/tomaten-brot-salat-oliven-1804452/

https://pixabay.com/de/photos/pfanne-quinoa-bunt-gemüse-vegan-1832926/

https://pixabay.com/de/photos/sandwich-vegetarisches-sandwich-1051605/

https://pixabay.com/de/photos/müsli-müsliriegel-getreide-nüsse-2109098/

https://pixabay.com/de/photos/drink-fruchtig-obst-frucht-2471550/

https://pixabay.com/de/photos/erdnuss-imbisse-gebraten-schalen-388785/

https://pixabay.com/de/photos/bohnen-hülsenfrüchte-nahrung-2335236/

https://pixabay.com/de/photos/milch-cookies-haferflocken-1914462/

https://pixabay.com/de/photos/milch-mandelmilch-frisch-nahrung-2594538/

https://pixabay.com/de/photos/quark-käse-weiß-lebensmittel-571703/

https://pixabay.com/de/photos/avocado-frühstück-brot-lebensmittel-1844894/

https://pixabay.com/de/photos/gemüsespieß-gemüse-grillgemüse-3317055/

https://pixabay.com/de/photos/pfanne-quinoa-bunt-gemüse-vegan-1832926/

https://pixabay.com/de/photos/pizza-knoblauch-schneidebrett-1442945/

https://pixabay.com/de/photos/trockenfrüchte-walnüsse-kokos-mango-3164835/

https://pixabay.com/de/photos/nougat-mousse-schokomousse-3078581/

https://pixabay.com/de/photos/pfannkuchen-schaumomelette-omelette-1984712/

https://pixabay.com/de/photos/blaubeere-quark-quarkspeise-3123498/

https://pixabay.com/de/photos/muffin-kuchen-törtchen-nachtisch-2513643/

https://pixabay.com/de/photos/chili-con-carne-lebensmittel-warm-2293111/

https://pixabay.com/de/photos/äpfel-stilleben-rustikal-obst-2044037/

Printed in Germany
by Amazon Distribution
GmbH, Leipzig

22290486R00059